冨田誠・植木優夫 著

ゲノムデータ解析

統計学 1 One Point

共立出版

「統計学 One Point」編集委員会

鎌倉稔成　　（中央大学理工学部，委員長）
江口真透　　（統計数理研究所）
大草孝介　　（九州大学大学院芸術工学研究院）
酒折文武　　（中央大学理工学部）
瀬尾　隆　　（東京理科大学理学部）
椿　広計　　（独立行政法人統計センター）
西井龍映　　（九州大学マス・フォア・インダストリ研究所）
松田安昌　　（東北大学経済学部）
森　裕一　　（岡山理科大学総合情報学部）
宿久　洋　　（同志社大学文化情報学部）
渡辺美智子　（慶應義塾大学大学院健康マネジメント研究科）

「統計学 One Point」刊行にあたって

　まず述べねばならないのは，著名な先人たちが編纂された共立出版の『数学ワンポイント双書』が本シリーズのベースにあり，編集委員の多くがこの書物のお世話になった世代ということである．この『数学ワンポイント双書』は数学を理解する上で，学生が理解困難と思われる急所を理解するために編纂された秀作本である．

　現在，統計学は，経済学，数学，工学，医学，薬学，生物学，心理学，商学など，幅広い分野で活用されており，その基本となる考え方・方法論が様々な分野に散逸する結果となっている．統計学は，それぞれの分野で必要に応じて発展すればよいという考え方もある．しかしながら統計を専門とする学科が分散している状況の我が国においては，統計学の個々の要素を構成する考え方や手法を，網羅的に取り上げる本シリーズは，統計学の発展に大きく寄与できると確信するものである．さらに今日，ビッグデータや生産の効率化，人工知能，IoT など，統計学をそれらの分析ツールとして活用すべしという要求が高まっており，時代の要請も機が熟したと考えられる．

　本シリーズでは，難解な部分を解説することも考えているが，主として個々の手法を紹介し，大学で統計学を履修している学生の副読本，あるいは大学院生の専門家への橋渡し，また統計学に興味を持っている研究者・技術者の統計的手法の習得を目標として，様々な用途に活用していただくことを期待している．

　本シリーズを進めるにあたり，それぞれの分野において第一線で研究されている経験豊かな先生方に執筆をお願いした．素晴らしい原稿を執筆していただいた著者に感謝申し上げたい．また各巻のテーマの検討，著者への執筆依頼，原稿の閲読を担っていただいた編集委員の方々のご努力に感謝の意を表するものである．

編集委員会を代表して　鎌倉稔成

まえがき

　忘れもしない 2015 年 9 月に岡山大学で開催された 2015 年度統計関連学会連合大会にて中央大学の鎌倉稔成教授より，この「統計学 One Point」シリーズの計画をうかがった．筆者は勉強不足のため，このようなシリーズが他の分野では多数発行されていることを初めて認識し，自分には怖れ多いことと直感的に感じたのだが，鎌倉先生は「これは良い機会だと思って，ぜひ引き受けてほしい」と上手に筆者の退路を断たれた．

　逆にお引き受けすると決めてかかると，幸いにも統計関連学会連合大会中ということもあり，統計家が大挙して参加している訳である．久留米大学バイオ統計センターに赴任してまだ間もなく，大変お忙しいとは思われたのだが，植木優夫先生に会うことができ，取り組むならぜひ植木先生と一緒にと考え「やらないか」と鎌倉先生を真似て，上手に誘導したところ奏功し，共著で進めることが決まった．誠に申し訳ない気持ちであったが，快く引き受けて下さり，順風満帆なスタートを切ることができた．

　いささか冗談のような言い回しで前書きを始めたが，おおよそ状況はこの通りであったと回顧する．テーマはゲノムデータ解析と想定したため，筆者一人で全てを執筆するよりも，より最近のゲノムワイド関連解析（GWAS）や次世代シーケンサによる超大量データ，それらに付随する統計的な問題などを熟知された植木先生と一緒に取り組めることはとても心強いことであった．実際，植木先生にお任せした範疇は，出来上がったものを見ていただくとわかるように，とても読み応えのあるものである．おかげで比較的最近の話題をいくつか簡単に紹介することもできたので，今回の話をお引き受けして取り組んで良かったとしみじみ感じている．

　植木先生にご担当いただいた第 3 章は，GWAS を想定された関連研究を中心として，サンプル QC から始まる．ヘテロ接合度や近交係数・親縁係数も挙げられ，遺伝学の理論から説明していただいている．また，イ

ンピュテーションについても紹介していただくことを筆者からお願いしており，その理論的なアプローチから説明されているので，すでにインピュテーションを使ったことのある研究者にとっても改めて一読に値するだろう．ごく最近の話題であるレアバリアント解析について，SKAT やその亜種の方法論まで言及いただいた．

　筆者が担当したのはそれ以外の章である．第 1 章では GWAS を含めた，比較的最近に筆者が関わってきた遺伝統計解析のそれぞれを簡単に紹介させていただいた．データの検証において，マーカー QC に始まり，民族集団からの構造化問題，genome-wide significant level，マンハッタン・プロット，Haploview などを紹介した．統計的な問題として検出力やサンプルサイズ算出，false discovery rate (FDR) なども挙げている．第 2 章においては特に SNP データ (SNP でなくともハプロタイプは推定できるが) の解析において，ハプロタイプや連鎖不平衡 (LD) にフォーカスをおいている．次世代シーケンサを用いた解析が進む現在ではすでにやや古いテーマかもしれないが，GWAS や，そこからさらに細かく検討する際に，連鎖不平衡，連鎖不平衡係数，ハプロタイプ推定などを理解することは決して無駄な知識ではないと考えて紹介した．ややマニアックな領域にまで踏み込んでしまったかと思わないでもないが，満足できるレベルまで網羅できた．

　このように前半と後半で別々に執筆しているため，文調は異なるが敢えて一致させず，それぞれのやり方を尊重した形で残した．それぞれのパートを著者同士で確認し合っているが，特に第 3 章は，東北大学 東北メディカル・メガバンク機構 ゲノム解析部門 リスク統計解析室長の田宮元教授にも原稿の査読に加えて，参考文献紹介，文章構成についての有用な助言をいただいた．また，久留米大学バイオ統計センター院生の中倉章祥氏には，第 3 章の細かい文章の誤りを指摘していただいた．さらに編集委員の閲読者の先生や共立出版編集部にも多くのご賢察・ご高配を賜った．この場をお借りして厚く感謝の意を表したい．

　2016 年 7 月

冨田　誠

目　次

第1章　ゲノムデータ解析　　*1*
1.1　ゲノムデータ解析の流れ ………………………………………… *2*
　　1.1.1　データの検証 ……………………………………………… *2*
　　1.1.2　GWASとハプロタイプ解析 ……………………………… *5*
1.2　数値例：分析と結果 ……………………………………………… *10*
1.3　サンプルサイズ，検出力 ………………………………………… *15*
1.4　ゲノム遺伝子検査 ………………………………………………… *19*
1.5　まとめ ……………………………………………………………… *22*

第2章　ハプロタイプ解析　　*23*
2.1　ハプロタイプの推定 ……………………………………………… *24*
2.2　連鎖不平衡 ………………………………………………………… *27*
　　2.2.1　アレル相対頻度で標準化した D' について …………… *30*
　　2.2.2　ρ^2, Δ^2 ……………………………………………………… *35*
　　2.2.3　ハーディ・ワインベルグ平衡 …………………………… *36*
　　2.2.4　連鎖不平衡の尤度比検定 ………………………………… *37*
　　2.2.5　その他の連鎖不平衡係数 ………………………………… *40*
2.3　ハプロタイプ・ブロックの同定 ………………………………… *41*
2.4　ハプロタイプを利用した関連解析 ……………………………… *45*
2.5　まとめ ……………………………………………………………… *55*

第3章　遺伝疫学手法　　*58*
3.1　サンプルQC ……………………………………………………… *58*
　　3.1.1　個体ヘテロ接合度 ………………………………………… *58*
　　3.1.2　近交係数 …………………………………………………… *59*

3.1.3　親縁係数 ……………………………………………… *66*
　　　3.1.4　隠れマルコフモデルによる近交係数推定 ………… *73*
　　　3.1.5　隠れマルコフモデルによる親縁係数推定 ………… *76*
　　　3.1.6　集団階層化 ………………………………………… *78*
　3.2　遺伝的インピュテーション ………………………………… *80*
　　　3.2.1　ウェレク・ジーグラー相関係数 …………………… *84*
　3.3　SNPデータを用いた遺伝率推定 …………………………… *88*
　3.4　集団構造または家系構造がある場合の
　　　ケース・コントロール関連解析 ………………………… *91*
　3.5　レアバリアント解析 ………………………………………… *93*
　　　3.5.1　負荷検定 ……………………………………………… *94*
　　　3.5.2　分散成分検定 ………………………………………… *95*
　　　3.5.3　複合検定 ……………………………………………… *97*

参考文献　　　　　　　　　　　　　　　　　　　　　　　　*99*

索　　引　　　　　　　　　　　　　　　　　　　　　　　*106*

# 第 1 章

ゲノムデータ解析

 1990年頃，ヒトゲノムの全DNA配列を解読完了するのは早くても2015年であろうと予想されていたが，その後のゲノム解読技術の進歩と，バイオインフォマティクスの発展，多くの研究者のこの分野への参入によって，予想を遥かに超える速度で進み，早々と2003年に最終論文が発表された（井村，2009）．しかし，全配列が解読されたといってもヒト（ホモサピエンス）という種の大部分の配列がわかっただけに過ぎず，ゲノムと形質（trait）との関係はまだ多くのわからない部分がある．形質とは例えば疾患や薬剤に対する反応（効果がある，または副作用を生じるなど）のことであり，これらは当然，個人差がある．つまり，種という大きな集団ではなく，患者などの個々がもつ形質との関係を探索することが，医療の分野では重要であることは明らかであり，人々にとって大きな利益となるだろう．

 DNA配列の中で個々の違いがある位置の情報を多型（polymorphism）と呼ぶ．多型にはCNV（copy number variation）などもあるが，最もよく用いられ，DNA配列で最も数多く存在するマーカーであるSNP（single nucleotide polymorphism, 一塩基多型）がその代表といえる．ヒトゲノムでは1千万個以上のSNPsが見つかっている（鎌谷，2007）．

 1千万個以上のSNPsを毎回タイピングすることは非現実的ではあるが，約50～100万個のSNPsを各個人ごとに自動的に同定することができるようになってきた．このような1人当たりの全ゲノム領域にわたる

大規模かつ大量の DNA データを扱う関連解析を GWAS（genome-wide association study, ゲノムワイド関連解析）と呼ぶ．

ここで大量の変数（SNPs）を単純に，それぞれ独立であると考えてはならない．SNP などのマーカーは各染色体上に並んでいるが，世代交代ごとに分裂（segregation）・組換え（recombination）という現象により隣り合うマーカーの関係が変わる．この遺伝の現象を理解して，染色体上の並び（ハプロタイプと呼ぶ）を推定することもできる．組換えの歴史的な蓄積によって，サンプル集団で保持されるハプロタイプの領域の大きさが変化する．

このような遺伝独自の解析アプローチもあり，また解析するためのソフトウェアも基本的に Linux 上で実装されたものが多く，解析者は Linux 上で解析環境を構築し，実践していたが，2008 年以降 R 環境で実行できる遺伝統計解析用のパッケージ（特に連鎖解析でなく関連解析に対応したもの）も多く公開されるようになった．中には GWAS にも対応する強力なパフォーマンスを有するものも存在し，より統計関係者に取り組みやすい状況が整いつつある．そこで，ゲノムデータの解析手法や，対応するソフトウェアを特に R のパッケージを中心に実データでの解析も挙げて紹介する．

1.1 ゲノムデータ解析の流れ

解析を行う前に事前解析と呼ばれるデータの検証があり，その後，GWAS や細かなブロック領域同定，ハプロタイプ解析などを行う流れとなる．

1.1.1 データの検証

ゲノムデータについて，特に SNP を扱う場合は大量の変数を扱うことが多く，そのデータの品質管理（quality control）とサンプル集団に民族集団的な構造問題がないかをチェックする必要がある．

前者については，ほとんど決められた項目をチェックすることになる．まず sample call rate（サンプルの個体ごとの非欠損率）と SNP call rate

(SNPマーカーごとの非欠損率）だが，それぞれ通常 95% 以上が保証されればよいとされる．マーカーについてはさらに以下の MAF（minor allele relative frequency）とハーディ・ワインベルグ平衡（HWE: Hardy-Weinberg equilibrium）のチェックが必須である．SNP には各 SNP ごとに 2 種類のアレルがあるが，その頻度が低い方の MAF もチェックされ，common SNPs を対象とすると 5% 以上とされる．次に重要となるのが HW 平衡検定である．これは SNP には 2 種類のアレルが存在するが，個体ごとには遺伝子型（genotype）と呼ばれる 2 つのアレルの組合せで観測される．ある 1 つの SNP のメジャーアレル A・マイナーアレル a の相対頻度をそれぞれ p と $1-p$ で表す．

表 1.1 のようにそれぞれの遺伝子型（AA, Aa, aa）の相対頻度が得られた場合，ハーディ・ワインベルグ平衡（HWE）にあるという．無作為交配・任意交配（random mating）を仮定された観測集団（任意交配集団）では，HWE の法則に従う．この HWE からずれる場合が稀にあり，近親婚が多い観察集団や似たもの婚（assortative mating）などではホモ接合体の頻度が増え，起こりやすいと考えられている．このずれを近交係数 (F) で表すこともあるが，3 章に説明を譲る．それ以外にも推定されたアレル相対頻度から得られる理論値と，実際の genotype の相対頻度に偏りが出る可能性がある．HWE から大きな偏りがある場合，タイピング精度が疑われるだろう．そのような SNP を用いることは避け，除外する．HWE に従っていることを帰無仮説とおき多重性も考えて，通常，有意水準を $1 \times 10^{-4} \sim 1 \times 10^{-6}$ に取ることとなる．ここで重要なのは HWE 検定で有意でなかった SNP が遺伝的な判定エラーを起こしていないとは限らないことである．これは統計的仮説検定の問題で消極的な肯定であるということから理解しやすい．また有意水準を安易に高くするとマーカーが大量に除外されてしまい，GWAS の検出力が低下すること

表 1.1 ある SNP が HW 平衡にあるときに得られる遺伝子型の相対頻度．

遺伝子型	AA	Aa	aa
相対頻度	p^2	$2p(1-p)$	$(1-p)^2$

が危惧される．さらにケース・コントロール研究の場合，ケース群とコントロール群は別々に収集され，特にケース群では表現型との関連座位では遺伝子型の頻度が偏っていることが想定されよう．帰無仮説に従うコントロール群で HWE 検定を行うべきである．HWE 検定は R パッケージの "GenABEL" (Aulchenko *et al.*, 2007) を用いてマーカー・チェックの命令で行うことや後述の Haploview でも実行可能である．他にも遺伝独特のことであるが，家系情報や血縁情報も矛盾がないかを確かめるが詳細は省略する（田宮ら，2015）．

後者について，特に欧米のように多民族集団の国では民族間の集団構造問題は避けられない．つまり，これを考慮しないと本当に知りたいことの有意差ではなく，単なる民族集団や民族間の差を山のように取ってきてしまうことになる．日本では民族の集団構造問題はそれほど大きくないと十分精査されずに解析されることが多かったように思われる．しかし，新聞にも掲載された（グループリーダーの鎌谷直之氏が代表として掲載）が，Yamaguchi-Kabata *et al.* (2008) が日本人集団の構造化問題について発表した（図 1.1 は収集された領域を図示しており，中国・四国地方は NA である）．日本人 7,003 人の構造化解析を行ったところ，特に沖縄以外の本土と沖縄（彼らは琉球クラスターと呼んでいる）には大きな差があることを示している（図 1.2, 図 1.3）．

また本土でもそれぞれの地方をクラスターと考えたときに東経と第二主成分に強い関係があり（$r^2 = 0.82, p = 0.0051$, 図 1.4），それぞれに差があると考えられ，非常に興味深い結果が図 1.5, 図 1.6 からも読み取れる（理化学研究所，2008）．

解析は大量の SNPs を変数と考え，主成分分析を行うのだが，10 万個以上の SNPs を扱えるようなソフトウェア EIGENSTRAT (Price *et al.*, 2006) などが用いられる．このように，サンプル集団の構造化の有無を検証することは，GWAS において重要視され，Genomic Control を計算して構造化がないことを示すことが解決策の 1 つとなっている．Genomic Control は遺伝子型と Case-Control 群が独立な属性であることを Cochran-Armitage trend test にて検定できる（Devlin & Roeder, 1999）．R 環境

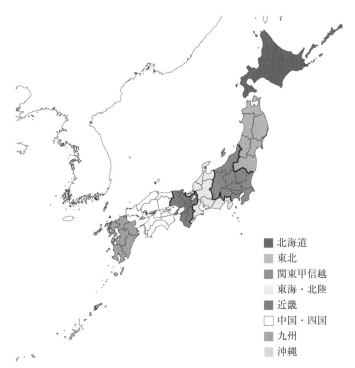

図 1.1 日本人集団の構造化解析で扱ったエリア．中国地方・四国地方は N/A（Yamaguchi-Kabata *et al.*, 2008）.

でもパッケージ "GC" を用いることにより，Genomic Control を計算することができる．さらなる集団構造問題の紹介については，上辻（2009, pp.197-198）を参照されたい．

1.1.2 GWAS とハプロタイプ解析

QC や集団の構造問題を経て，関連解析を行うことができる．最もよく行われるのは，形質が症例の有無というように，2 値反応に対しての候補 SNP マーカー探索である．つまり，独立性の検定を行うことになる．約 50 万個の SNP を扱えるようになってきたと前述したが，これほど多くの変数に対してカイ 2 乗検定やフィッシャーの exact 検定を繰り返し行うのは，R 環境では困難，もしくは時間がかかり過ぎると思われていた．

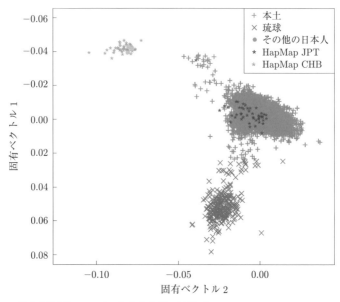

図 1.2 日本人集団についての主成分分析の結果 (Yamaguchi-Kabata et al., 2008).

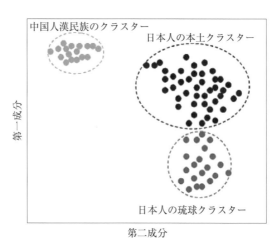

図 1.3 日本人集団についての主成分分析の結果 (理化学研究所, 2008).

しかし，Rパッケージ "GenABEL" では，高速に実行できる強力な機能であるccfastという命令を使うことにより，50万SNPsでも数分で実行完了できる．これらについて，各SNPごとに二群の，アレル相対頻度の

1.1 ゲノムデータ解析の流れ

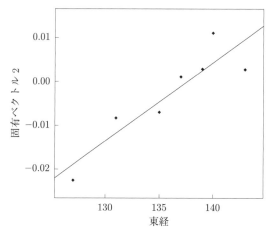

図 1.4 本土のクラスターにおける東経と第二主成分ベクトルのプロット (Yamaguchi-Kabata *et al.*, 2008).

違いによる独立性の検定，genotypeごとの相対頻度の違いによる独立性の検定などを一気に行うことが可能である．発現モデルについては優性 (dominant) モデルが最もよく用いられるが，常染色体劣性遺伝の疾患などの例もあるため，劣性 (recessive) モデルや加算 (additive) モデルも利用される．これらの違いはgenotypeのヘテロ接合体がどちらのホモ接合体での発現に近いかのモデル評価といえる．また，結果の図示は，縦軸に各SNPの有意確率を常用対数にとり（つまり小さなp値がグラフの上の方に表示される），横軸を各SNPの染色体上の位置で表すことが多く，非常にわかりやすい（マンハッタン・プロットと呼ばれる）．5×10^{-8}の水準はgenome wide significant levelと呼ばれ，GWASで必ず使用される有意水準として定着している．

さらに染色体ごとの細かな領域に絞り込んで，解析を行うことができる．染色体ごとに分けると，染色体上に並ぶアレルの配列（これをハプロタイプと呼ぶ）を推定することができる．サンプル集団での遺伝によるSNP間の組換えの頻度により，歴史的に組換えがほとんど起こっていない領域を同定することができる．これをハプロタイプ・ブロックまたはLDブロックと呼ぶ．このLDブロック同定で最も有名なソフトウ

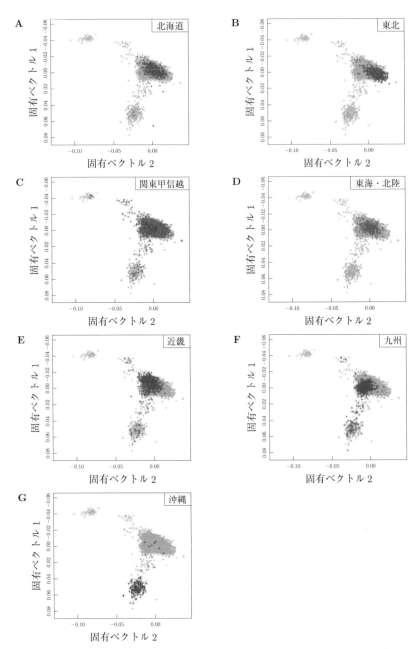

図 1.5 本土のクラスターごとの振る舞い(Yamaguchi-Kabata *et al.*, 2008).

1.1　ゲノムデータ解析の流れ

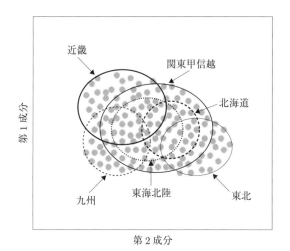

図 1.6　本土の遺伝的な地域差（理化学研究所，2008）．

ェアに Haploview（Barrett *et al.*, 2005）がある．Haploview は R パッケージではないが，フリーソフトウェアで Windows 版，Linux 版，Mac 版が揃っている．Haploview では，LD ブロックの同定法として Gabriel 法（Gabriel *et al.*, 2002）や Four gamate rule（Wang *et al.*, 2002）などを選択することができ，自分でブロックの同定条件をカスタマイズすることも可能である．LD ブロックは LD マップ上にきれいに表示される．LD マップは R でもパッケージ "LDheatmap"，"genetics" を用いると表示することができる．領域を絞り込めば，その LD ブロックごとのハプロタイプを推定し，関連解析に適用できる．このようなブロックの絞込みは遺伝的な意味があるのはもちろんであるが，膨大な変数（SNPs）の数を絞り込むことにもなり，統計的な多重性の問題を解決する手段にもなっている．それでも多くの変数が残っていることが多いため，この分野では多重性の問題を回避するための手法として，FDR（false discovery rate, Benjamini & Hochberg, 1995）の手法がよく用いられる．

1.2 数値例：分析と結果

高血圧症に対する降圧剤の効果について，ゲノムワイドに約 50 万個もの SNPs をタイピングし，関連を調べようと国立循環器病センターが中心となってデータを収集した（神出ら，2008）．測定に欠損がない 120 例に対し，3 つの降圧剤 Amlodipine（CCB），Indapamide（TZD），Vasartan（ARB）の効果を考えたい．

降圧度判定基準については「降圧薬の臨床評価法に関するガイドライン」（厚生省，1989，薬審一第 8 号）を参考にし，表 1.2 のような結果を得ている．ここで，降圧剤とは通常効くものであり，今回は 3 つの降圧剤全てが効かない人はどのような原因があるかを探索することとする．つまり全ての 3 降圧剤で「不変・上昇」と，それ以外，とした 2 群に分けて考える．

ここで大規模かつ大量のゲノムデータを扱える R パッケージ "GenABEL" を利用する．"GenABEL" は副次的に次のパッケージ "genetics"，"combnat"，"gdata"，"gtools"，"MASS"，"mvtnorm"，"haplo.stats"，"qvalue"（qvalue は FDR に対応している）を使うこととなるので，GenABEL を呼び出したときに自動的に適用されなかった場合は手動でそれぞれを適用する．

R パッケージ "GenABEL" は非常に強力な機能を有するが，入力データの形式は他の解析パッケージとはかなり異なる．"genotypic text" というゲノム（SNPs）データと "pheno text" という形質データを用意する．"genotypic text" には行方向に個体 ID，SNP 名，SNP の染色体番号，SNP の位置情報（base-pair など），genotype を入力し，"pheno text" に

表 1.2 3 つ降圧剤における降圧度の判定結果．

	CCB	TZD	ARB
下降	86	88	86
やや下降	16	9	9
不変・上昇	18	23	25
計	120	120	120

は列方向に個体 ID, 性別, 年齢 (欠損は NA), 2 値データ (1, 0, NA) を入力する.

load.gwaa.data という R 関数を用いて, これらのデータを個体 ID で紐付けした形で合成し, gwaa.data という GenABEL で実行可能なデータ形式が完成する.

まず, 事前のデータ検証を行う. 今回のデータでは集団の構造問題は十

─────── genotypic text ───────

1 2 3 4 5 6 7 8 9 10 11 12 13 14 15 16 17 18 19... ← ID
SNP1000　SNP1001　SNP1002　SNP1003　SNP1004　SNP1005　SNP1006
SNP1007... ← SNP 名
1 1 1 1 1 1 1 1 1 1 1 1 1 1 1 1 1 1 1 1 1 1 1 1 1 1 1 1 1 1... ← SNP の染色体番号
742429　767376　769185　775852　782343　789326　993492　1087198... ← SNP の位置情報
3 2 2 3 3 3 3 3 3 3 3 2 3 3... ← SNP1000 (ID1 の genotype ID2 の genotype ...)
3 3 3 3 3 3 3 3 3 3 3 3 3 3... ← SNP1001 (ID1 の genotype ID2 の genotype ...)
1 2 2 1 1 1 1 1 1 1 1 2 1 1... ← SNP1002 (ID1 の genotype ID2 の genotype ...)
3 2 1 3 3 3 3 2 3 3 2 1 3 1... ← SNP1003 (ID1 の genotype ID2 の genotype ...)
3 3 3 3 3 3 3 3 3 3 3 3 3 3... ← SNP1004 (ID1 の genotype ID2 の genotype ...)
1 1 1 1 1 1 1 1 1 1 1 1 1 1... ← SNP1005 (ID1 の genotype ID2 の genotype ...)
1 1 1 1 2 1 1 1 1 2 1 3 1 1 1 1 1 1 1 1 1 1 2 1 2 2 1... ← 以下同様
2 1 2 2 2 1 3 3 2 2 3 3 2 1 1 1 2 1 2 2 3 1 2 2 1 3 2 2 2 3 2 2 3...
2 1 1 1 2 1 1 2 2 1 1 1 2 1 1 1 1 1 1 1 2 1 1 1 2 1 2 1 1 1 1 3 1...
2 1 1 1 2 1 1 2 1 1 1 1 2 1 1 1 1 1 1 1 1 1 1 2 1 2 1 1 1 1 2 1...
1 1 1 1 1 1 1 1 1 1 1 1 1 1 1 1 1 1 1 1 1 1 1 1 1 1 1 1 1 1 1...
1 1 1 1 1 1 0 1 0 1 2 1 1 1 1 0 1 0 1 0 1 1 1 1 1 2 1 1 0 1 1...
2 3 3 1 2 2 2 1 2 3 3 3 2 3 3 3 3 3 3 1 3 3 3 1 2 3 1 2 1 2 3 1 3...
1 1 1 3 1 1 1 2 2 1 0 1 1 1 1 1 1 1 1 1 1 1 2 1 1 1 1 2 1 2 1 1...
1 1 1 1 1 1 1 1 1 1 1 1 1 1 1 1 1 1 1 1 1 1 1 1 1 1 1 1 1 1 1...
3 3 3 2 3 3 1 3 3 3 3 2 3 3 2 3 3 2 2 3 3 2 3 3 3 3 2 3 2 2 2 2 1 3...
(※以降, SNP の数の分, 行が続く.)

```
──────────────── pheno text ────────────────
id sex age binary
1 0 51 0
2 0 43 0
3 0 37 NA
4 1 35 1
5 1 NA 0
6 0 46 0
7 0 NA 0
8 1 60 NA
9 1 NA 0
10 1 31 0
11 0 42 0
12 0 37 0
                              (※以降,subject 数の分,行数が続く.)
```

分回避できていると仮定する.SNPs の SNP call rate, MAF, HWE 検定は 2 章にて述べているように,それぞれ 0.95, 0.05, 10^{-4} 以上と想定すると,"check.marker" という R 関数を用いて,check.marker(データ名, callrate=0.95, maf=0.05, p.level=0.0001)とすれば全て確認できる.

データ検証を経て,独立性の検定を行う."ccfast" という関数を用いて,様々な発現モデルを適用した検定を超高速で実行できる.今回の結果は図 1.7,図 1.8 のように得られ,ここで図 1.8 の加算モデルでの結果に注目し,進めていくことにする.また特に染色体ごとの p 値を比べたい場合,図 1.9 のように箱ひげ図でも表示できる.

しかし,これらの p 値はそれぞれの検定ごとのものを表しており,多重比較,多重性の問題は考慮されていない.R 関数 "qvaluebh95" を用いると,FDR が適用された結果を返してくれ,図 1.9 に対応する FDR の結果は図 1.10 で得られた.

これを見ると 9 番染色体に高い有意差が見られたので,ここでは例として,9 番染色体に注目することとし,さらに詳しい関連解析を行う.図 1.9 で得られた p 値の低い順に SNPs を並べると表 1.3 のようになった.

表 1.3 の 9 番染色体の 4 座位について周辺の SNPs も加え,SNPs 間の

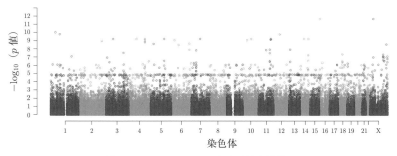

図 1.7 アレルモデルにおける検定結果.

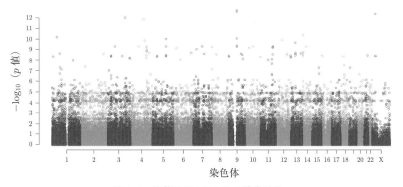

図 1.8 加算モデルにおける検定結果.

関係"連鎖不平衡"を考えたい．連鎖不平衡（LD: linkage disequilibrium）とは隣り合う座位間の関係の強さを表す．"GenABEL"ではR関数"dprfast"が使え，結果は表1.4のようになった．

非常に強い連鎖不平衡が存在することがわかる．このような連鎖不平衡を示すにはLDマップと呼ばれる図を表示させるのが非常にわかりやすく，Haploview（Barrett *et al.*, 2005）が最もよく用いられ，表1.4については図1.11のように得られた．

またRパッケージ"LDheatmap"などを用いても同様のLDマップを描くことができる．図1.11を見るとHaploviewではLDブロックも同定できることがわかる．LDブロックとはデータセットの中でSNPs間の強いブロック構造を示すものであり，LDブロック内では代表的なSNPs（htSNPs, haplotype tagging SNPsと呼ぶ）を選ぶことができる．

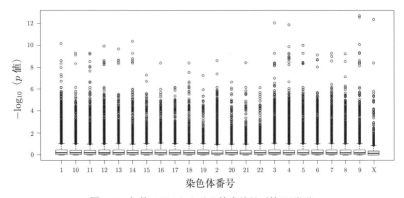

図 1.9 加算モデルにおける検定結果(箱ひげ図).

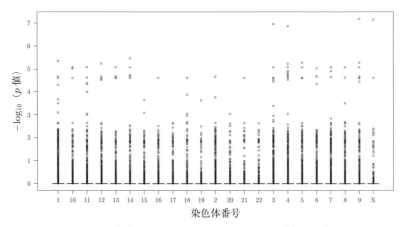

図 1.10 加算モデルにおける FDR での結果(箱ひげ図).

Haploview では Tagger などを用いて選択できる. htSNPs を選択した後に R パッケージ "SNPassoc"(Gonzalez et al., 2007)を用いて, ハプロタイプ推定した結果は表 1.5 のように得られた. htSNP でのハプロタイプ "GA-TA-" では p 値が 0.0302 と得られているが, 多重性を考慮すると有意であるかは疑問であり, 今回の解析では単独の各 SNPs が独立に表現型により高く影響している可能性が高そうに思われた.

このハプロタイプやブロックから外れた SNPs に対しても, さらに関連解析を細かく行っていくことができる. また, ブロック同定や htSNPs 選択問題については, 空間統計解析の手法を応用した Tomita et al. (2008)

表 1.3　p 値の低い順に並べた SNPs.

SNP 番号	染色体番号	p 値
SNP0001	9	2.01×10^{-13}
SNP0002	9	2.58×10^{-13}
SNP0101	3	8.99×10^{-13}
SNP0102	4	1.37×10^{-12}
SNP0103	14	4.07×10^{-11}
SNP0104	1	6.43×10^{-11}
SNP0003	9	8.44×10^{-11}
SNP0105	5	9.66×10^{-11}
SNP0106	12	1.14×10^{-10}
SNP0107	4	1.31×10^{-10}
SNP0108	13	2.12×10^{-10}
SNP0004	9	4.41×10^{-10}

表 1.4　9 番染色体で選択された SNPs 間の D'. NA は片方の座位で多型でないため計算不能を意味する.

	SNP 0004	SNP 0005	SNP 0006	SNP 0003	SNP 0007	SNP 0002	SNP 0008	SNP 0009	SNP 0010	SNP 0001
SNP0004	-	NA	NA	0.417824	NA	1	1	0.081318	NA	1
SNP0005		-	NA	NA	NA	NA	NA	NA	NA	NA
SNP0006			-	NA	NA	NA	NA	NA	NA	NA
SNP0003				-	NA	1	1	0.094274	NA	1
SNP0007					-	NA	NA	NA	NA	NA
SNP0002						-	1	0.124066	NA	1
SNP0008							-	0.412082	NA	1
SNP0009								-	NA	0.117607
SNP0010									-	NA
SNP0001										-

の方法も適用することができる.

1.3　サンプルサイズ，検出力

　GWAS は世界中の多くの機関で行われ，これまで数多くの有用な結果を導いてきた（上辻，2009, p.191）．しかし，GWAS は，その解析対象の情報量の増大により，ゲノムデータの関連解析をより難しいものとしてしまっている．特に統計的には多重比較の問題を挙げたが，FDR を用

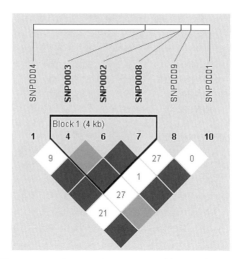

図 1.11 Haploview での LD マップと LD ブロック.

表 1.5 全ての SNPs での推定結果と htSNPs でのハプロタイプ推定および関連解析の結果.

全 SNP				htSNP			
ID	ハプロタイプ	頻度	ID (htSNP)	ID	ハプロタイプ	頻度	p 値
1	GAGTAG	0.3237	1	1	GA-TA-	0.5568	0.0302
2	GGGCAG	0.2061	2	2	GG-CA-	0.1994	0.4373
3	GAGCAG	0.1918	3	3	GA-CA-	0.1987	0.3598
4	CAACAA	0.1459	4	4	CA-CA-	0.1391	0.3534
5	CGGCAG	0.0593	5	5	CG-CA-	0.0715	0.2625
6	GAGTCG	0.0418	6	6	GA-TC-	0.0417	0.3521
7	CAACCA	0.0152	7	7	CA-CC-	0.0153	0.2841
8	GGGCCG	0.0105	8	8	GG-CC-	0.0107	0.6901
9	CGACAA	0.0056	5				

いた統計的アプローチや，連鎖不平衡を利用したブロック同定と htSNPs 選択による，遺伝的アプローチによってある程度，回避することができるが，それでも大規模かつ大量のゲノムデータに対しては限度がある．このような場合には，解析対象とする座位を絞り込むことが考えられる．絞り込む方法としては，先行研究や医学・生物学的な知識から解析対象領域を絞り込むことが挙げられ，これは実際のゲノムデータ解析では非常によ

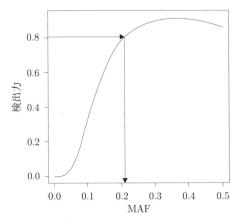

図 1.12 MAF に対しての検出力の振る舞い．ケース群とコントロール群は 300 人ずつ，オッズ比は 3，50 万 SNPs と仮定（上辻，2009）．

く行われている．また検出力の観点から解析対象となる座位を絞り込むアプローチもある．例えば，MAF の値は検出力と密接な関係があり，例えば検出力を 0.8 と設定する（50 万 SNPs，オッズ比は 3，サンプルサイズは 300 ずつ）と，MAF は 0.2 以上のものを選べばよい（図 1.12）．このようなパワー・シミュレーションは StaGen 社が無料で提供している GDesign Mini で分析することができる．他にも 1.1.1 節で挙げた sample call rate と SNP call rate（サンプルの個体ごとや SNP ごとの非欠損率）や HWE 検定での閾値を厳しくすることが考えられる．このように GWAS は，たくさんの座位を解析対象とするため，検出力を確保することが重要であるといえる．

また，前述の FDR のように p 値を小さなものから順に並べて縦軸に表し（スケールはマンハッタン・プロットと同じ），それに対応する帰無仮説 H_0 上の期待値を横軸にとった log QQ プロット（図 1.13）も，関連のあるマーカー群が可視化され理解しやすい．

関連解析は，遺伝と関係するありふれた疾患（common disease）の原因変異アレルは家系が異なっていても比較的頻度の高いものが多いであろう，という CDCV 仮説（common disease common variant hypothesis）の考えを基にして原因探索を行っている．関連解析が連鎖解析（ノンパラ

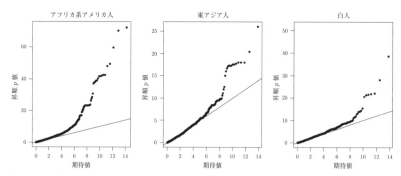

図 1.13 各 SNP において得られる昇順 p 値 (observation) とその期待値 (expectation). 関連があるものは帰無仮説 H_0 に従う直線からずれて, 小さな p 値をとる傾向にある (Weir et al., 2004).

メトリック連鎖解析:罹患同胞対解析) よりも多く扱われるようになったのは, CDCV 仮説のもとで必要となるサンプルサイズが小さくて済むことが明らかになったからともいえる (Risch & Meikangas, 1996; 田宮ら, 2015).

罹患同胞対解析は同祖であるアレルを共有する確率とリスク比 λ の関係について尤度比検定を行っており, 一卵性双生児 (monozygotic twin) をいかに多く集められるかで検出力がかなり変わってくる. そのサンプルを集めることの困難さからも, 関連解析はアドバンテージを見出され多用されているとも考えられるだろう.

また罹患している双生児を集めることによりタイピング・データを集めなくとも, その疾患に対する遺伝的要因を測ることができる. ある表現型 (phenotype) の分散 V_P が遺伝的な因子 V_A (相加的遺伝要因 (A)) と, それとは無関係な他の要因 V_E (環境的要因 (E)) で説明すると

$$V_P = V_A + V_E \tag{1.1}$$

というように分解できる. ここで遺伝的要因と環境的要因は独立であるため, このように表せる. V_A/V_P をある表現型, つまり疾患などに対する遺伝的な因子の強さを表すとして遺伝率 (heritability) と呼ばれる. 疾患の有無がわかる双生児を集め, 遺伝率を評価する解析は構造方程式モデ

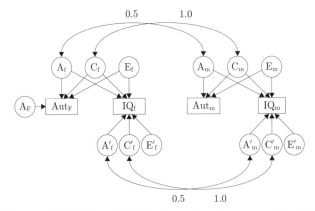

図 1.14 自閉症度と IQ 値に関する SEM (Nishiyama et al., 2009).

ル (SEM) を用いて行うことができる．

自閉症に関して，自閉症度と IQ 値が相加的遺伝要因 (A)，共通の環境的な要因 (C) とそのほかの環境的な要因 (E) で構築されたモデル (図 1.14) を用いて評価している (Nishiyama et al., 2009)．双生児でなくとも応用できる手法であり，同胞対 (sibling) で自閉症度や脳性麻痺を同様に評価している研究 (Tomita et al., 2009a; 2009b) もあるが，前者のように一卵性双生児はいないため低い検出となっていた．

1.4 ゲノム遺伝子検査

最後に，長年の GWAS などの研究などによって見つかった疾患候補座位などが，個別の遺伝子診断による医療へ応用されているので簡単に紹介する．1 つは疾病診断・発現解析の検査で，現在の遺伝子の異常を調べ，病気に罹っているリスクや治療薬などの効果を調べるものである．もう 1 つは体質予測・SNP 解析の検査で，生まれもった遺伝子による罹りやすい病気や薬の効き方について予測するものである．

前者で特に広く知られるのは，がんについての腫瘍バイオマーカーが挙げられる．腫瘍マーカーは CEA, CA15-3, CA19-9, CA125, TPA, PSA (前立腺特異抗原) など他にも多くのものがある．それぞれのマーカーに

基準値の範囲があり，それを超えたり，下回ったりする異常値が検出されると，その腫瘍マーカーに対応した臓器がんの罹患が疑われる．例えば，PSAは前立腺がんの早期発見に大変有効であり，基準値は 4.0 ng/ml 以下とされる．男性が中高年になると前立腺がんに罹患する確率は急激に高くなる．しかし，進行がゆっくりであり，他部位への転移がなければホルモン注射（リュープリン）などを注入することでPSAの値が急激に下がり，前立腺がんの治療に有効となることも挙げられる．このように腫瘍マーカーは疾病に罹っているかだけでなく，その後の治療の効き具合を判断するためにも使われている．

　後者は唾液・口内粘膜や血液を採取し，主に候補SNPをタイピングすることで，その人が罹りやすい病気を予測するものである．この病気も common disease であり，メタボリックシンドローム（肥満），高血圧，糖尿病，臓器がん，心筋梗塞，アルツハイマー病，脳動脈瘤ほかに一般集団と比べてどれくらい罹りやすいかオッズ比で評価される．

　ここで実際の例を挙げてみよう．東京医科歯科大学 医学部附属病院 長寿・健康人生推進センターにおいて，ゲノム情報に基づいた個別化健康指導体制の実現を目指した臨床研究として「健康管理ゲノム情報の提供事業に向けたパイロットスタディー」（東京医科歯科大学・P5株式会社, 2015）と題された，個人のゲノム情報の解析結果に基づいて，生活習慣病やがんなどの重大な疾患について遺伝的要因を評価する，という臨床研究が行われている．現在または将来の医療レベルに応じて，本人がその疾病の予防や早期発見などの健康管理に役立てていくための試みを行う臨床研究というのが主旨である．日本人類遺伝学会第60回大会のシンポジウムでも発表があったので紹介しよう（石川ら，2015）．

　この臨床研究における対象疾患は，多因子遺伝性疾患（complex common disease）と呼ばれ，遺伝子要因と環境要因が重なって発病が起こると考えられているもののみを扱っており，単一性のメンデリアンな疾患（その変異をもっているとほぼ確実に発病してしまう疾患）は評価していない．ある疾患のうち，遺伝要因と環境要因の相互作用による発症の関係は図 1.15 で表される．

1.4 ゲノム遺伝子検査

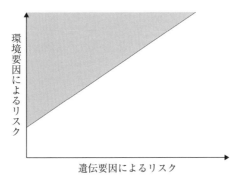

図 1.15 遺伝要因と環境要因の相互作用による発症．

図 1.15 のように右肩上がりの直線より上の領域は発症するリスクが非常に高くなることを示唆している．遺伝要因が高い人でも，病気を起こしやすい環境要因を少なく保っていれば，発病しないことが想定される．逆に，遺伝要因が小さくても，環境要因が多ければ，発病してしまうことが懸念される．各疾患について GWAS で発見された有力な候補 SNP を 10 から 20 個ほどでタイピングされ，一般集団（control 群）と疾患のある群（case 群）について解析し，特定の塩基（A,C,G,T）が case 群に偏っている具合を計算され，偏りが大きいほど SNP の特定の塩基がその疾患の遺伝的リスクであると判断できる．

特定の塩基，つまりリスクアレルをもっているか否かで疾患に対してのオッズ比を計算することとなる．実際にはオッズ比は疾患などに関連する SNP ごとに求まる．

GWAS の研究論文を多数収集し，各々のマーカーのもつパワーを示す p 値が，国の推奨する基準を遵守したものに厳選し，かつ，人種的にも日本人もしくは東アジア人でこのような厳しい基準を満たすマーカーに限っている点が，この研究の重要な部分の 1 つである．さらに，単に遺伝的リスクを示すだけでなく，将来の社会実装化に向けて，医師がインフォームドコンセントや結果開示など，対面で受診者とステップごとに対話して進めることや，生活習慣改善がなされているかの経過観察も行うという点で，重要な取り組みである．詳細は東京医科歯科大学医学部附属病院長寿・健康人生推進センターの Web ページ（http://www.tmd.ac.jp/

medhospital/chouju/）を閲覧していただきたい．今後，このような取り組みが社会に普及し，人々の健康が少しでも今までより良く維持されることを願っている．

1.5 まとめ

 本章では，主に R 環境での遺伝統計解析ソフトウェアを紹介し，GWAS での解析手法について述べ，その統計的問題や遺伝率，さらにはゲノム遺伝子検査などについても紹介した．その中でもメインとして挙げたのは GWAS と遺伝統計解析ソフトウェアである．遺伝統計解析ソフトウェアでは R 環境以外での強力なソフトウェアがよく使われており，今まで紹介したような数々の問題に対応している plink（Purcell *et al.*, 2007）（GUI 化した gPLINK などもある）や，数値例での解析でも紹介した Haploview（Barrett *et al.*, 2005）が代表として挙げられる．しかし，紹介した R パッケージでも同様の機能が利用でき，より一般の統計研究者たちにとっても，ゲノムデータの統計解析に取り組んでみようというハードルを下げることに大きく寄与しているだろう．GWAS での困難の多くは，実は本質的に統計的な問題が大きい．ゆえに，より多くの統計研究者たちが参画することにより，大規模かつ大量のゲノムデータの解析での問題解決へと進むことになれば幸甚である．

第2章
ハプロタイプ解析

　ゲノムデータを扱う解析，特に SNP（single nucleotide polymorphism，一塩基多型）データを用いた統計解析は，シーケンス技術の飛躍的な向上・進歩を遂げた現在においても最前線の研究対象とされていることは間違いない．SNP など多型データは通常，ジェノタイプ（genotype, 遺伝子型もしくは遺伝型）と呼ばれる二重らせん構造におけるアレル（allele, 対立遺伝子）の対（pair）の形で得られる．しかしアレルは本来，染色体上に配列されており，その並びが重要であるにも関わらず，得られるジェノタイプからは，その情報が欠けているのである．欠損している染色体上のアレルの並びのことを相（phase）と呼ぶ．欠損した相を最尤推定などを行って，アレルの本来の並びを推定して得られたものを，（推定された）ハプロタイプ（haplotype）と呼ぶ．SNP を単純にそれぞれ独立であると考えてはならない．SNP などのマーカーは各染色体上に並んでいるが，世代交代ごとに分裂・組換えという現象により隣り合うマーカーの関係が変わる．この遺伝の現象を理解して，ハプロタイプを推定することもできる．前述の組換えの歴史的な蓄積によって，サンプル集団で保持されるハプロタイプの領域の大きさが変化する（冨田ら (2010)）．また2本の対となる染色体をもつため，それぞれの個体はハプロタイプの対をもつ．これをディプロタイプ形（diplotype configuration）と呼ぶ．ハプロタイプを推定することは SNP マーカーの座位数が多ければ多いほど，未知の相が増えるため，より複雑で計算時間がかかるものとなる．このため，2000

年前後から実に様々なハプロタイプの推定プログラム（アルゴリズム）が提案された．

また，サンプル集団において遺伝による SNP 間の組換えの頻度により，歴史的に組換えがほとんど起こっていない領域を同定することができる．これをハプロタイプ・ブロックまたは LD ブロックと呼ぶ．このハプロタイプ・ブロックの同定方法も様々なアルゴリズムやプログラムが提案された．

ある程度，代表的なハプロタイプが得られれば，あるハプロタイプに注目して（これをターゲット・ハプロタイプと呼ぶ），ある疾患の有無や，薬剤に対する副作用の有無，血液検査などで得られた測定値などの質的・量的変量との関連を検討することになる．この関連解析が本来の医学研究分野の目的であるが，推定されたハプロタイプの確率的なデータに対しては，一般的な統計手法をそのまま当てはめることは難しい．しかし，いくつかのアルゴリズムが提案されている．

ハプロタイプをテーマとした研究は様々な取り組みが行われてきたが，近年，大規模シーケンス技術が飛躍的な進歩を遂げていることもあり，扱われることが少なくなってきた．現在まで研究テーマとして取り組んできた筆者の経験により，ハプロタイプの推定，連鎖不平衡係数，ハプロタイプ・ブロックの同定，ハプロタイプ・ディプロタイプ形を用いた関連解析などを紹介する．

2.1 ハプロタイプの推定

ハプロタイプの推定は CNV 多型（copy number variation, マイクロサテライトなどがある）についても行うことはあるが，一般的に DNA データにおける多型マーカーの代表格である SNP データについて行うことが圧倒的に多い．これは SNP が染色体上で最も多く出現する多型マーカー（鎌谷 (2007) によるとヒトゲノムでは 1 千万個以上の SNPs が見つかっている）であることが主な理由であるが，各座位に 2 種類のアレルしかないということは 0 または 1 の 2 値データとして扱うことが可能で，計

算機での演算プログラム実装も比較的容易であることもある．

　ハプロタイプ推定のプログラムやアルゴリズムは数多くのものが提案され，公開されている．古くは Clark (1990) によるクラーク・アルゴリズムと呼ばれるものがある．これはハプロタイプの相対頻度推定を行わずに相を決定するアルゴリズムで，ホモ接合体のみをもつ（もしくは1つだけヘテロ接合体をもつ）個体を利用して順番に決めていくものだが，決定させていくハプロタイプの順番が異なると結果が変わったり，全ての個体のディプロタイプ形が決められなかったりする．

　最も主流であるハプロタイプ推定のアルゴリズムは，EM アルゴリズムを用いた，いわゆる最尤法による推定で，観察データが得られる尤度を最大にするような集団のハプロタイプ頻度を推定し，個人のディプロタイプ形も推定することができる．これは Kitamura et al. (2002) の LDSUPPORT や Xie & Ott (1993) の EH+，Cambridge Instutute for Medical Research が開発した SNPHAP（Clayton, 2002），Dynacom が開発した SNPAlyze などでも行える．最尤法（EM アルゴリズム）がベースとなる推定アルゴリズムでは，座位数が増えるに従って計算量が爆発的に増えてしまい，20座位を超えると極端に計算時間がかかる（30座位以上になると実際に計算結果を得るのが困難となる）．PL-EM（Qin et al., 2002）は，この計算量増加の問題に対応するために Partition-Ligation と呼ばれる方法を用いている．これは元のデータを少数の座位のグループに分割し，その各グループでハプロタイプ推定を行った後に EM アルゴリズムを用いて再構成する手法であり，実際に100座位を超えるデータでも推定可能となり，計算時間も非常に短くなった．また，Kajitani et al. (2003) による ldlight では，グラフ理論を用いて EM アルゴリズムの推定回数を減らし，PL-EM と同様に多座位での計算時間を大幅に短縮させている．また，Stephens et al. (2001) による PHASE はベイズ推定によるアプローチを用いており，ジェノタイプが与えられたもとでの個体のディプロタイプ形の事後分布を推定している．

　このように非常に多くのアルゴリズムが提案され，主流である EM アルゴリズム（最尤法）によるハプロタイプ推定プログラムだけでも他に

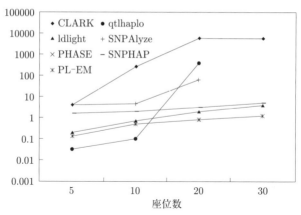

図 2.1 ハプロタイプ推定アルゴリズムの相互比較（降籏ら，2004）より．座位数に対しての計算時間．

もたくさん存在する．この中でいくつかのハプロタイプ推定プログラムの性能を比較することについて，降籏ら (2004) が検討を行っているので紹介する．降籏ら (2004) は，前述の CLARK, SNPAlyze, SNPHAP, PL-EM, ldlight, PHASE, LDSUPPORT（後発の qtlhaplo に内包されているため，これを使用）のハプロタイプ推定プログラムらについて HapMap プロジェクト（The International HapMap Consortium, 2003）から得られた実データを用いて，集団のハプロタイプ相対頻度の推定精度や個体のディプロタイプ形の推定精度を比較し，一方 SNPsim（Posada & Winf, 2003）によるシミュレーションで得られた仮想データを用いて，計算時間の比較を行った．集団のハプロタイプ相対頻度の推定精度には Similarity index（Excoffier & Slatkin, 1995）を用いており，個体のディプロタイプ形の推定精度については error rate，つまり相が不明の個体のうち，真のハプロタイプと異なるハプロタイプであると誤って推定された個体の割合としていた．計算時間の比較は，異なる PC で測定された計算時間を基準マシンの CPU time に換算するなどして行っていた．結果，推定精度はハプロタイプの heterozygosity が高くなるにつれて全てのプログラムで似たように精度が落ちていくが，ある程度の精度は保たれ，EM アルゴリズムに基づくプログラムでは推定結果はデータによらずほとんど一

致した.計算時間については PL-EM, ldlight, SNPHAP が座位数にほとんど依存せず高い性能を認めた(図 2.1).EM アルゴリズムを用いた最尤法が主流である状況を裏付けた結果である.

2.2 連鎖不平衡

ハプロタイプ解析ではもちろんのこと,ゲノムデータを解析する上で,重要な概念に連鎖不平衡がある.2 座位または n 座位間の関係の強さを表す連鎖不平衡係数(disequilibrium parameter)を評価することは多くある.連鎖不平衡係数はいくつかの指標があるが,ここではそれぞれの性質もふまえて紹介する.

連鎖した二座位を考え,どちらも SNP とする.ただし,二座位のアレルを

第一座位のアレルを $1, 2$,それぞれの相対頻度を $p, 1-p$,

第二座位のアレルを a, b,それぞれの相対頻度を $q, 1-q$

とする.母集団におけるそれぞれのハプロタイプの相対頻度を次の表であるとする.

		第二座位		
		a	b	
第一	1	h_{1a}	h_{1b}	p
座位	2	h_{2a}	h_{2b}	$1-p$
		q	$1-q$	1

ただし,上の表は,ハプロタイプ 1-a の相対頻度は h_{1a},というふうに見る.連鎖不平衡がないと,定義より $h_{1a} = pq$ となる.したがって,この値からのずれを連鎖不平衡係数を D と定義すると,$h_{1a} = pq + D$ となる.また,簡単な変形により次を得る.

$$h_{1a} = pq + D, \tag{2.1}$$

$$h_{1b} = p - h_{1a} = p(1-q) - D, \tag{2.2}$$

$$h_{2a} = q - h_{1a} = q(1-p) - D, \tag{2.3}$$

$$h_{2b} = (1-p)(1-q) + D \tag{2.4}$$

さらに D について以下のように変形できる.

$$\begin{aligned}
D &= (p + (1-p))D \\
&= (p(q + (1-q)) + (1-p)(q + (1-q)))D \\
&= p(1-p)q(1-q) + (1-p)(1-q)D + pqD + D^2 \\
&\quad - p(1-p)q(1-q) + (1-p)qD + p(1-q)D - D^2 \\
&= p(1-p)q(1-q) + (1-p)(1-q)D + pqD + D^2 \\
&\quad - (p(1-p)q(1-q) - (1-p)qD - p(1-q)D + D^2) \\
&= (pq + D)((1-p)(1-q) + D) \\
&\quad - (p(1-q) - D)((1-p)q - D) \tag{2.5}
\end{aligned}$$

式 (2.5) に式 (2.1),(2.2),(2.3),(2.4) を代入し,次が得られる.

$$D = h_{1a} \cdot h_{2b} - h_{1b} \cdot h_{2a}$$

また,この集団から n 個のハプロタイプをランダムにサンプルして次のような表を得たとする.

		第二座位		
		a	b	
第一	1	n_{1a}	n_{1b}	$n_{1\cdot}$
座位	2	n_{2a}	n_{2b}	$n_{2\cdot}$
		$n_{\cdot 1}$	$n_{\cdot 2}$	n

n を総計 $n = n_{1a} + n_{1b} + n_{2a} + n_{2b}$ とする.

上の表から単純に $\{p, q, D\}$ を推定できる.これを $\{p_\mathrm{s}, q_\mathrm{s}, D_\mathrm{s}\}$ として,次を得る.

2.2 連鎖不平衡

$$p_{\mathrm{s}} = \frac{n_{1a} + n_{1b}}{n},$$
$$q_{\mathrm{s}} = \frac{n_{1a} + n_{2a}}{n},$$
$$D_{\mathrm{s}} = \frac{n_{1a}n_{2b} - n_{1b}n_{2a}}{n^2}$$

● 一致性

前項でアレル相対頻度から連鎖不平衡係数 D とハプロタイプ相対頻度の関係を示したので，そのアレル相対頻度からそれぞれのハプロタイプ出現数が得られる確率を考える．つまり度数 n_{1a}, n_{1b}, n_{2a}, n_{2b} となる出現確率を考える．

ここで

$$n_{1a} = k,$$
$$n_{1b} = j - k,$$
$$n_{2a} = l,$$
$$n_{2b} = n - j - l$$

とおくと，多項確率 Multinomial $(k, j-k, l, n-j-l)$ を用いて出現確率 $P(n,\ p,\ q,\ k,\ j,\ m)$ は次の式で与えられる．

$$\begin{aligned}
P(n,\ p,\ q,\ k,\ j,\ m) &= \text{Multinomial}\,(k, j-k, l, n-j-l) \\
&\quad \times (pq+D)^k (p(1-q)-D)^{j-k}(q(1-p)-D)^l \\
&\quad \times ((1-p)(1-q)+D)^{n-j-l} \\
&= \frac{n!}{k!\,(j-k)!\,l!}(pq+D)^k(p(1-q)-D)^{j-k} \\
&\quad \times (q(1-p)-D)^l((1-p)(1-q)+D)^{n-j-l}
\end{aligned}$$

次に $E(D_{\mathrm{s}})$ を計算することを考えると

$$E(D_{\mathrm{s}}) = \sum_{j=0}^{n}\sum_{k=0}^{j}\sum_{l=0}^{n-j} D\, P(n,\ p,\ q,\ k,\ j,\ m)$$

となる．$E[D_{\mathrm{s}}]$ を計算すると次の式の関係が明らかになる．

$$E[D_{\mathrm{s}}] = \frac{n-1}{n}D \qquad (2.6)$$

● **不偏性，D の不偏推定量**

式 (2.6) より

$$D = \frac{n}{n-1}E[D_{\mathrm{s}}] = E\left[\frac{nD_{\mathrm{s}}}{n-1}\right]$$

D_{s} は不偏推定量ではないが，$n\,D_{\mathrm{s}}/(n-1)$ が D の不偏推定量であることがわかる．

2.2.1 アレル相対頻度で標準化した D' について

アレル相対頻度およびハプロタイプ相対頻度は 0 から 1 の値をとるため，連鎖不平衡係数 D の動ける範囲は制限される．

$D > 0$ または $D = 0$ の場合，D の最大値は

$$D_{\max} = \min(p \cdot (1-q), (1-p) \cdot q)$$

であり，$D < 0$ の場合，D の最小値は

$$D_{\min} = \max(-p \cdot q, -(1-p) \cdot (1-q))$$
$$= -1 \times \min(p \cdot q, (1-p) \cdot (1-q))$$

となる．

上の式でわかるように D の動く範囲が限定されていることから，連鎖不平衡係数を標準化するため，次のような D' を用いることが多い．

$$D' = D/D_{\max} \qquad (D > 0 \text{ の場合}),$$
$$D' = D/D_{\min} \qquad (D < 0 \text{ の場合})$$

2.2 連鎖不平衡

このように D' を定義すると，D' は 0 から 1 の範囲をとることがわかる（しかし，D' を $-1 < D < 1$ とする定義もある）．

一般的に D' はタイピングされるマーカーと疾患候補座位との遺伝的距離のみに依存することから，尺度として標準的に用いられる．

● D' の分散の振る舞いなど

D' の推定量の分散について考えると，分散 $V(\hat{D}')$ は次のように表せる．

$$V(\hat{D}') = V(D/D_{\max})$$
$$= [E^2(D_{\max})][V(D)] + [E^2(D)][V(D_{\max})]$$

テイラー級数展開を行って，近似すると

$$V(\hat{D}') \sim \frac{-2[E(D)][E(D_{\max})][\mathrm{Cov}(D, D_{\max})]}{E^4(D_{\max})}$$

である．ここで $E(\hat{D}) = (n-1)D/n$ であるから，大標本では $V(\hat{D}')$ は次のように近似することができる（Hill, 1974）．

$$V(\hat{D}') \sim \frac{p(1-p)q(1-q) + D((1-p)-p)((1-q)-q) - D^2}{n}$$
$$= \frac{p(1-p)q(1-q) + D(1-2p)(1-2q) - D^2}{n}$$

付け加えると $E(\hat{D}_{\max}) = (n-1)D_{\max}/n$ である．

分散 $V(D_{\max})$ に注目すると，テイラー級数展開を用いて近似することができる．

$$V(\hat{D}_{\max}) \sim \frac{D_{\max}}{n}(pa + (1-p)b - 2|D|)$$

a, b はそれぞれ，

$$a = 1-q,\ b = q \qquad (D' < 0 \text{ のとき}),$$
$$a = q,\ b = 1-q \qquad (D' > 0 \text{ のとき})$$

である．

詳細は省略するが，$\mathrm{Cov}(\hat{D}, \hat{D}_{\max})$ を求めることによって，大標本に

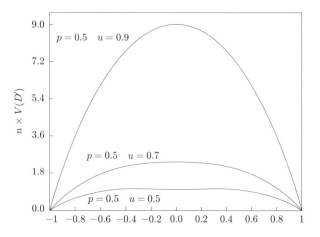

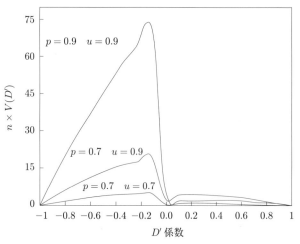

図 2.2 p と u に対しての $n \times V(D')$ の振る舞い (Zapata *et al*, 1997).

おいては $V(\hat{D}')$ は次の式で近似することができる.

$$\begin{aligned}V(\hat{D}') \sim & \left[\frac{1}{n(D_{\max})^2}\right]\{(1-|D'|)[nV(\hat{D}) \\ & -|D'|D_{\max}(pa+(1-p)b-2|D|)] \\ & +|D'|h_i(1-h_i)\}\end{aligned}$$

2.2 連鎖不平衡

表 2.1 異なる p, u, n, D' についてコンピュータ・シミュレーションによる推定された漸近的な $V(D')$ (Zapata et al., 1997).

		\multicolumn{8}{c}{Ratio, For $D' =$}
p at $n =$	u	−.8	−.6	−.4	−.2	.2	.4	.6	.8
$n = 50$:									
.5	.5	1.16	1.06	.92	.66	.54	.87	1.25	1.62
	.7	1.27	.88	1.08	1.42	.97	.85	.95	1.20
	.9	.86	.95	.75	.87	.74	.94	.52	.61
.7	.7	1.17	.96	1.01	1.16	.45	.88	1.15	1.13
	.9	1.39	1.22	1.57	1.37	.46	.61	.53	1.00
.9	.9	7.36	3.92	4.03	3.56	.11	.31	.28	1.84
$n = 100$:									
.5	.5	1.60	1.07	.93	.70	.87	1.03	.98	1.53
	.7	.93	1.11	1.26	1.04	.99	1.11	.97	1.05
	.9	1.05	.82	.79	.90	.77	.78	.84	.79
.7	.7	.96	1.00	.95	1.18	.84	1.58	1.08	.92
	.9	.98	1.19	1.15	1.55	.49	.65	1.08	1.06
.9	.9	1.71	1.88	2.19	2.54	.21	.95	1.01	1.67
$n = 1,000$:									
.5	.5	1.50	1.19	1.04	.96	.95	1.12	1.31	1.49
	.7	.99	1.07	1.07	1.00	1.01	1.01	1.00	1.03
	.9	.87	.96	1.09	1.01	.99	.93	1.02	.94
.7	.7	1.08	1.03	.98	.98	.94	1.06	1.23	1.45
	.9	1.00	1.05	1.02	1.09	.97	1.06	1.06	.90
.9	.9	.97	.98	1.13	1.46	.99	1.00	1.14	1.29

ここで $D' = \pm 1$ であるから,$V(\hat{D}') \approx 0$ である.

図 2.2 は,アレル相対頻度を与えた場合の標本の大きさ n と D' の推定値の分散の積 $nV(\hat{D}')$ の振る舞いをグラフで示している. $D' = \pm 1$ ならば $nV(\hat{D}')$ は 0 に近づく.また $p = 0.5$ としたときの $u = \{0.5, 0.7, 0.9\}$ の $nV(\hat{D}')$ の曲線は $D' = 0$ 近傍を最大として上に凸のなだらかなものである.しかし,アレル相対頻度が $\{p, u\} = \{0.7, 0.9\}$ のような偏りをみせた場合,$nV(\hat{D}')$ の曲線は $D' = 0$ 近傍で激しい変化を見ることができる.

また Zapata et al. (1997) は標本の大きさ n が 50, 100, 1000 の場合での $D' = \{-0.8, -0.6, -0.4, -0.2, 0.2, 0.4, 0.6, 0.8\}$ を与えたときの $V(D')$ をモンテカルロ・シミュレーションを用いて,近似的に求めている(表 2.1).この表からも標本の大きさ n は 100 以上であれば D' の分散は安定してくるようだと考えられる.

● Multiallelic loci モデルへの拡張

SNP マーカーでの連鎖不平衡係数 D' を扱ってきたが，拡張モデルである Multiallelic な場合での連鎖不平衡係数 D' として次のようなものが提唱されている (Hedrick, 1987).

$$D' = \sum_{i=1}^{k} \sum_{j=1}^{l} p_i q_j |D'_{ij}|$$

ここで

$$D_{ij} = x_{ij} - p_i q_j$$

p_i, q_j はアレル相対頻度，x_{ij} はハプロタイプ相対頻度に対応する ($D' = D/D_{\max}$).

この D'_{ij} の相対頻度は実際のデータで $D' = 1$ に偏るグラフが示された論文がある (Hedrick, 1987). また，先の Zapata らは拡張モデルである Multiallelic な場合についても論文報告している (Zapata et al., 2001). Multiallelic で考えても，biallelic な場合とあまり結果は変わらなかったとしている．しかし D' を近似的に計算するために bootstrap resampling 法を用いているが，D' が非常にきれいな正規分布をしている．おそらく D'_{ij} にかけられる重みにアレル相対頻度がつけられているので，それが影響していると思われるが，標本に影響を受けやすいので注意深い検討が必要である．

● 3,4 座位の連鎖不平衡係数

Bennett の加法方程式などにより，SNP マーカーにおける連鎖不平衡係数が提唱されている (Weir et al., 1996).

● 3 座位の場合

3 つの座位でのアレルの片方を A, B, C とすると連鎖不平衡係数 D_{ABC} は次の式で定義される．

$$D_{ABC} = p_{ABC} - p_A D_{BC} - p_B D_{AC} - p_C D_{AB} - p_A p_B p_C$$

また $\pi_A = p_A(1-p_A)$, $\tau_A = 1-2p_A$ とすると D_{ABC} の分散は

$$\begin{aligned}
V(\hat{D}_{ABC}) &= \frac{1}{n}[\pi_A \pi_B \pi_C + 6 D_{AB} D_{BC} D_{AC} + \pi_A(\tau_B \tau_C D_{BC} - D_{BC}^2) \\
&+ \pi_B(\tau_A \tau_C D_{AC} - D_{AC}^2) + \pi_C(\tau_A \tau_B D_{AB} - D_{AB}^2) \\
&+ D_{ABC}(\tau_A \tau_B \tau_C - 2\tau_A D_{BC} - 2\tau_B D_{AC} - 2\tau_C D_{AB} - D_{ABC})]
\end{aligned}$$

となる.

また $H_0: D_{ABC} = 0$ の仮定のもとで，次のカイ 2 乗統計量

$$X^2_{ABC} = \frac{\hat{D}^2_{ABC}}{V(\hat{D}_{ABC})}$$

に従う.

● 4 座位の場合

4 つの座位でのアレルの片方を A, B, C, D とすると連鎖不平衡係数 D_{ABCD} は次の式で定義される.

$$\begin{aligned}
D_{ABCD} =\ & p_{ABCD} - p_A D_{BCD} - p_B D_{ACD} - p_C D_{ABD} - p_D D_{ABC} \\
& - p_A p_B D_{CD} - p_A p_C D_{BD} - p_A p_D D_{BC} \\
& - p_B p_C D_{AD} - p_B p_D D_{AC} - p_C p_D D_{AB} \\
& - D_{AB} D_{CD} - D_{AC} D_{BD} - D_{AD} D_{BC} - p_A p_B p_C p_D
\end{aligned}$$

分散 $V(\hat{D}_{ABC})$ や $H_0: D_{ABCD} = 0$ の仮定のもとでのカイ 2 乗統計量は 3 座位の場合を単純に応用すればよい.

2.2.2　ρ^2, Δ^2

D と D' 以外に用いられる連鎖不平衡係数として $\rho^2(r^2)$ がある．この

ρ^2 は次のような式で定義される.

$$\rho^2 = \frac{D^2}{p(1-p)q(1-q)}$$

この ρ^2 はしばしば Δ^2 とも表され,非常によく用いられる統計量である.また ρ^2 は D や D' よりも安定した統計量であることが知られている.

2.2.3 ハーディ・ワインベルグ平衡

連鎖不平衡と,その連鎖不平衡係数について紹介してきたが,もう1つ重要な概念としてハーディ・ワインベルグ平衡（HWE: Hardy-Weinberg equilibrium）がある.連鎖不平衡は染色体上に並ぶ2座位間のアレルの相に注目したものであるが,ハーディ・ワインベルグ平衡は1座位における2本の染色体対のアレルの組合せ（genotype）とその独立性に注目したものである.SNPで考えてみよう.SNPには2種類のアレルが存在するが,個体ごとには遺伝子型（genotype）と呼ばれる2つのアレルの組合せで観測される.ハーディ・ワインベルグ平衡とは片方の染色体上にある特定のアレルが,もう片方の染色体上にあるアレルとは関係がない,影響を受けていない,独立であることを主旨としている.ある1つの SNP のメジャーアレル A・マイナーアレル a の相対頻度をそれぞれ p と $1-p$ で表す.

表 2.2 のようにそれぞれの遺伝子型 (AA, Aa, aa) の相対頻度が得られた場合,ハーディ・ワインベルグ平衡にあるという.つまり独立性が成り立っているため,それぞれの遺伝子型（genotype）の相対頻度はそれぞれのアレル相対頻度の積に等しくなる.ハーディ・ワインベルグ平衡を確かめる検定としてはピアソンのカイ2乗検定を用いるか,フィッシャーの正確確率検定を行えば良いことはわかるだろう.第1章でも述べたよ

表 2.2 ある SNP が HW 平衡にあるときに得られる遺伝子型の相対頻度.

遺伝子型	AA	Aa	aa
相対頻度	p^2	$2p(1-p)$	$(1-p)^2$

うに，民族集団による構造化問題があったり，集団混合がある場合は成り立たない．この問題がある場合，連鎖不平衡がみかけ上は存在するように評価されてしまう場合がある．正しく連鎖不平衡を評価するためにもハーディ・ワインベルグ平衡を確認することは重要である．

2.2.4 連鎖不平衡の尤度比検定

連鎖の有無を考える上で，この分野では LOD 値（logarithm of odds score）と呼ばれるものをよく扱う．この LOD 値は，尤度比検定をやっていることと同じものを意味する（ただし対数の底は 10 をとる）．

鎌谷 (2007) は連鎖不平衡の有無について，以下のような紹介をしている．

● **連鎖不平衡がある場合の尤度**

L_{dep} を連鎖不平衡がある場合の尤度関数とする．ハプロタイプの相対頻度は

$$p_{13} + p_{14} + p_{23} + p_{24} = 1$$

であるので，自由なパラメータは 3 個である．得られたデータのハプロタイプの数が次のようであったとする．

ハプロタイプ	得られた数
1-3	a
1-4	b
2-3	c
2-4	d

得られるデータの尤度を考えると

$$L_{\mathrm{dep}} = p_{13}^a p_{14}^b p_{23}^c p_{24}^d = p_{13}^a p_{14}^b p_{23}^c (1 - p_{13} - p_{14} - p_{23})^d$$

となる．ゆえに対数尤度は次のように表せる．

$$\log L_{\mathrm{dep}} = a \log p_{13} + b \log p_{14} + c \log p_{23} + d \log(1 - p_{13} - p_{14} - p_{23})$$

この対数尤度から尤度方程式 $\log L'_{\text{dep}} = 0$ を解くと，次の最尤推定値が得られる．

$$\hat{p}_{13} = \frac{a}{n},$$
$$\hat{p}_{14} = \frac{b}{n},$$
$$\hat{p}_{23} = \frac{c}{n}$$

最大尤度は次のように表せる．

$$\max(L_{\text{dep}}) = \left(\frac{a}{n}\right)^a \left(\frac{b}{n}\right)^b \left(\frac{c}{n}\right)^c \left(\frac{d}{n}\right)^d$$

● 連鎖不平衡がない場合の尤度

連鎖不平衡がないということは，2座位の関係は独立ということである．つまり，パラメータの数は2つになり，以下のことがいえる．

$$p_{13}p_{24} = p_{13}(1 - p_{13} - p_{14} - p_{23}) = p_{14}p_{23}$$

これを p_{23} について解くと

$$p_{23} = \frac{p_{13}(1 - p_{13} - p_{14})}{p_{13} + p_{14}}$$

となる．p_{24} も同様に以下のように書ける．

$$p_{24} = \frac{p_{14}(1 - p_{13} - p_{14})}{p_{13} + p_{14}}$$

したがって，連鎖不平衡がない場合の尤度を L_{ind} とおくと

$$L_{\text{ind}} = p_{13}^a p_{14}^b \left(\frac{p_{13}(1 - p_{13} - p_{14})}{p_{13} + p_{14}}\right)^c \left(\frac{p_{14}(1 - p_{13} - p_{14})}{p_{13} + p_{14}}\right)^d$$

となり，対数尤度は以下のようになる．

$$\log L_{\text{ind}} = a \log p_{13} + b \log p_{14}$$
$$+ c \log \frac{p_{13}(1 - p_{13} - p_{14})}{p_{13} + p_{14}} + d \log \frac{p_{14}(1 - p_{13} - p_{14})}{p_{13} + p_{14}}$$

2.2 連鎖不平衡

尤度方程式 $\log L'_{\mathrm{ind}} = 0$ を解くと，以下の最尤推定値を得る．

$$\hat{p}_{13} = \frac{(a+b)(a+c)}{n^2},$$
$$\hat{p}_{14} = \frac{(a+b)(b+d)}{n^2}$$

最大尤度は

$$\max(L_{\mathrm{ind}}) = \left(\frac{(a+b)(a+c)}{n^2}\right)^a \left(\frac{(a+b)(b+d)}{n^2}\right)^b$$
$$\times \left(\frac{(a+c)(c+d)}{n^2}\right)^c \left(\frac{(b+d)(c+d)}{n^2}\right)^d$$

となる．

● 尤度比

ここで，今まで求めた $\max(L_{\mathrm{dep}})$ と $\max(L_{\mathrm{ind}})$ を用いて，尤度比 LRC を求める．

$$\begin{aligned}
LRC &= \frac{\max(L_{\mathrm{ind}})}{\max(L_{\mathrm{dep}})} \\
&= \left(\frac{(a+b)(a+c)}{na}\right)^a \left(\frac{(a+b)(b+d)}{nb}\right)^b \\
&\quad \times \left(\frac{(a+c)(c+d)}{nc}\right)^c \left(\frac{(b+d)(c+d)}{nd}\right)^d
\end{aligned}$$

この LRC に対し，対数をとり，-2 倍した後，テイラー展開を行うと

$$\begin{aligned}
-2\log LRC &= \frac{\left(a - \frac{(a+b)(a+c)}{n}\right)^2}{\frac{(a+b)(a+c)}{n}} + \frac{\left(b - \frac{(a+b)(b+d)}{n}\right)^2}{\frac{(a+b)(b+d)}{n}} \\
&\quad + \frac{\left(c - \frac{(a+c)(c+d)}{n}\right)^2}{\frac{(a+c)(c+d)}{n}} + \frac{\left(d - \frac{(b+d)(c+d)}{n}\right)^2}{\frac{(b+d)(c+d)}{n}} + \cdots
\end{aligned}$$

というように変形することができる．上の式の右辺の第 5 項目以降は n が十分大きければ，無視できるほど十分小さいので，

$$-2\log LRC \sim \frac{\left(a-\frac{(a+b)(a+c)}{n}\right)^2}{\frac{(a+b)(a+c)}{n}} + \frac{\left(b-\frac{(a+b)(b+d)}{n}\right)^2}{\frac{(a+b)(b+d)}{n}}$$
$$+ \frac{\left(c-\frac{(a+c)(c+d)}{n}\right)^2}{\frac{(a+c)(c+d)}{n}} + \frac{\left(d-\frac{(b+d)(c+d)}{n}\right)^2}{\frac{(b+d)(c+d)}{n}}$$

と近似して差し支えないだろう．

上の式は，ピアソンの適合度の検定のためのカイ 2 乗統計量である．したがって，次のように書くことができる．

$$-2\log LRC \sim \frac{n(ad-bc)^2}{(a+b)(a+c)(b+d)(c+d)}$$

これはピアソンの 2 × 2 分割表の独立性の検定のための統計量である．

● ρ^2 と $-2\log LRC$ の関係

ρ^2 は定義から次のように変形することができる．

$$\rho^2 = \frac{D^2}{p(1-p)q(1-q)}$$
$$= \frac{(p_{13}p_{24} - p_{14}p_{23})^2}{(p_{13}+p_{14})(p_{23}+p_{24})(p_{13}+p_{23})(p_{14}+p_{24})}$$

ρ^2 の最尤推定値は，各パラメータの最尤推定値を用いて差し支えないので，代入すると

$$\hat{\rho}^2 = \frac{(ad-bc)^2}{(a+b)(a+c)(b+d)(c+d)}$$

ゆえに，n が十分大きければ

$$\hat{\rho}^2 \sim \frac{-2\log LRC}{n}$$

といえる（鎌谷，2007）．

2.2.5 その他の連鎖不平衡係数

Δ, d, δ, Q, λ を紹介する（Devlin & Risch, 1995）．

$$\Delta = \frac{p_{13}p_{24} - p_{14}p_{23}}{\sqrt{p_1 p_2 p_3 p_4}},$$

$$d = \frac{p_{13}p_{24} - p_{14}p_{23}}{p_2 p_4},$$

$$\delta = \frac{p_{13}p_{24} - p_{14}p_{23}}{p_2 p_{24}},$$

$$Q = \frac{p_{13}p_{24} - p_{14}p_{23}}{p_{13}p_{24}p_{14}p_{23}}$$

たくさんの係数が提案されているが，D' や ρ^2 ほどは一般的に使われていないようである．

2.3 ハプロタイプ・ブロックの同定

サンプル集団での遺伝による SNP 間の組換えの相対頻度により，歴史的に組換えがほとんど起こっていない領域を同定することができる．座位間の組換えがあまり起こっていないとする状態を連鎖不平衡（LD），もしくは連鎖不平衡が強いといい，その強さを表す係数としていくつかの連鎖不平衡係数がある．この歴史的に組換えがほとんど起こっていない領域をハプロタイプ・ブロックまたは LD ブロックと呼ぶ．組換えがほとんど起こっていないため，ブロックの領域内でハプロタイプ推定を行うと，相対頻度の高いハプロタイプが数個だけに絞り込めることが多い（逆に組換えがよく起こっている領域で，ハプロタイプ推定を行うと座位の数に応じて数十〜数百個の相対頻度の低いハプロタイプが多く出てくる）．このブロック領域が数十座位にわたっても，相対頻度の高いハプロタイプが数個しか推定されなければ，全座位で推定を行わなくとも数個の座位だけで推定を行っても，情報はほとんど欠損しない．数個の SNP マーカーだけ選ぶことを tag SNP（代表 SNP または haplotype tagging SNP）と呼ぶ．領域を絞り込めば，その LD ブロックごとの tag SNP を関連解析に適用できる．このようなブロックの絞込みは遺伝的な意味があるのはもちろんであるが，膨大な変数（SNPs）の数を絞り込むことにもなり，統計的な多重性の問題を解決する手段の1つにもなっている．

このLDブロック同定で最も有名なソフトウェアにHaploview（Barrett et al., 2005）がある．Haploviewはフリーウェアであり，Windows版，Linux版，Mac版が揃っている．Haploviewでは，LDブロックの同定法としてGabriel法（Gabriel et al., 2002; 連鎖不平衡係数D'の推定値と信頼区間を評価する方法）やFour gamate rule（Wang et al., 2002）などを選択することができ，自分でブロックの同定条件をカスタマイズすることも可能である．LDブロックはLDマップ上にきれいに表示される．

また，Kamatani et al. (2004) が実践した，ハプロタイプを繰り返し推定することで，ハプロタイプ・ブロックを広げられるかを検討した方法もある．これはGabriel法では解析者の感覚として小さめなハプロタイプ・ブロックを同定するため，実状に合うように試みたものであるが，多座位であると計算時間が膨大に増加してしまう問題が起こる．

他にNakamura et al. (2005) は固有値問題を解く方法を応用して，ジェノタイプ・データの構造を考察する手法を提案している．

Tomita et al. (2008) は，推定された連鎖不平衡係数D'の値を用いて，空間統計学の手法を利用してその構造を検討しブロックを同定する方法を提案しており，Haploview, Kamatani et al. (2004), Tomita et al. (2008)の3手法について，実データを用いて結果の比較を行っている．データは降籏ら (2004) にも用いられたHapMapプロジェクトの実データを用いており，彼らの検討したデータを基に40座位を抽出して検討している（表2.3，図2.3）．

HapMapプロジェクトとはGWASの効率を上げるために計画されたものであり，2003年にそのコンセプトを示した論文があげられ，2005年にフェーズ1(HapMap1)，2007年にフェーズ2(HapMap2)，2010年にフェーズ3(HapMap3)の成果が報告されている（The International HapMap Consortium, 2003, 2005, 2007, 2010; 田宮ら，2015）．HapMap1では次の4つの民族集団の計269名から構成される．

2.3 ハプロタイプ・ブロックの同定

表 2.3 座位の情報一覧.（rs 番号，染色体上の位置；Tomita et al., 2008）.

locus#	1	2	3	4	5	6
rs#	rs197000	rs197005	rs197006	rs197012	rs197014	rs197016
position	28409449	28413819	28416655	28424066	28430651	28433916
locus#	7	8	9	10	11	12
rs#	rs197018	rs197021	rs197022	rs5943527	rs642519	rs404274
position	28435927	28441493	28442352	28442857	28445155	28446901
locus#	13	14	15	16	17	18
rs#	rs196983	rs115126	rs115125	rs196985	rs196986	rs17348455
position	28448532	28449670	28449943	28452952	28453150	28453190
locus#	19	20	21	22	23	24
rs#	rs196988	rs196990	rs1265497	rs6630730	rs196982	rs196975
position	28453742	28456060	28458373	28468511	28468715	28475390
locus#	25	26	27	28	29	30
rs#	rs1468134	rs724087	rs5985808	rs4103136	rs12863731	rs1586093
position	28526074	28644979	28645245	28645826	28650807	28675987
locus#	31	32	33	34	35	36
rs#	rs5985930	rs5985809	rs5943575	rs2521807	rs634270	rs6630793
position	28680456	28681164	28681984	28703122	28705667	28709418
locus#	37	38	39	40		
rs#	rs5943579	rs628704	rs629965	rs11095138		
position	28723040	28724158	28724381	28725017		

- YRI: アフリカ系 30 トリオ，50 名
- CEU: CEPH からのヨーロッパ系 30 トリオ，90 名
- CHB: 漢チャイニーズの非血縁者，45 名
- JPT: 日本人（東京在住）の非血縁者，44 名

Tomita et al. (2008) は上記の内，JPT を用いており，HapMap2 では JPT は 1 名追加され計 45 名となっていたが，45 人目は欠損値が多く結局除外している．

ブロック同定の手法を比較した結果，Kamatani et al. (2004) と Tomita et al. (2008) はほぼ同じ領域をブロック同定し，計算量は Tomita et al. (2008) が Kamatani et al. (2004) と比べて大幅に小さくなることが示された．ハプロタイプはこのように，特に意味のある領域，連鎖不平衡が強

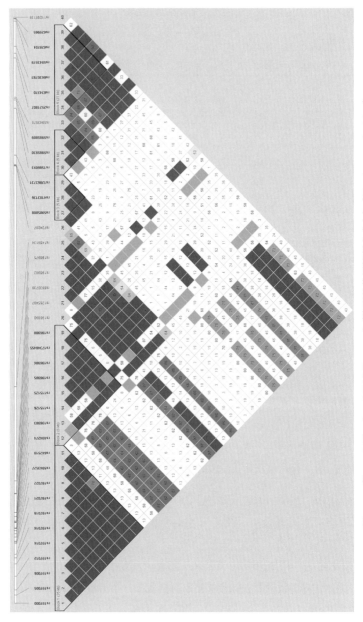

図 2.3 表 2.3 のデータの LD(D') マップ（物理的位置情報を含む）(Tomita *et al.*, 2011).

い領域によく用いられ，その後の関連解析に利用された．

2.4 ハプロタイプを利用した関連解析

ハプロタイプ・ブロックを同定し，tag SNP を選択するなどを行い，さらにハプロタイプを用いて表現型との関連解析を試みたい場合，いくつかのアルゴリズムが提唱されている．今までに述べてきたようにハプロタイプは確率 1 で決まるような確定的なケースは少なく，確率的に扱わないと正確に評価することが難しいため，尤度を用いた理論が構築された．質的な表現型との関連解析は Ito *et al.* (2004) が挙げられるが，ここでは量的な表現型（QTL）との関連解析を詳しく紹介する．Shibata *et al.* (2004) は次のような $QTLhaplo$ と名付けたアルゴリズムを提案している．ハプロタイプ解析の対象とする SNP の座位数が l 個あるとすると，可能なハプロタイプは $L = 2^l$ 通り存在する．それぞれのハプロタイプの相対頻度を $\Theta = (\theta_1, \cdots, \theta_j, \cdots, \theta_L)$ とおく．ここで θ_j は j 番目のハプロタイプの相対頻度であり，$\theta_j \geq 0$ であり，$\sum_{j=1}^{L} \theta_j = 1$ である．ハプロタイプの組合せにより，ディプロタイプ形は L^2 通りあり，それらを $a_1, a_2, \cdots, a_{L^2}$ とおく．i 番目の個体がディプロタイプ形 a_k（l 番目と m 番目のハプロタイプの組合せ）をもつ確率は

$$P(d_i = a_k | \Theta) = \theta_l \theta_m$$

と表せる．ここで d_i は i 番目の個体のディプロタイプ形を意味する．また i 番目の個体はそれぞれ確率密度関数 f をもつ量的変量 $\psi_i = (\psi_1, \cdots, \psi_N)$ をもつとする（N はサンプルサイズ）．

ここで，表現型に関係するハプロタイプをターゲット・ハプロタイプ h_t とする．h_t を含むディプロタイプ形をもつ個体の集合を D_+，h_t を含まないディプロタイプ形をもつ個体の集合を D_- とおき，ディプロタイプ $d_i \in D_+$ の集団は量的変量の正規分布 $N(\mu_1, \sigma^2)$ をもち，ディプロタイプ $d_i \in D_+$ の集団は量的変量の正規分布 $N(\mu_2, \sigma^2)$ をもつとする．すると ψ_i の確率密度関数 $f_{\mu_j}(x)$, $j = 1, 2$ は次のように表せる．

$$f_{\mu_1}(\mathbf{x}) = f(\psi_i = \mathbf{x}|d_i \in D_+) \text{ in case } d_i \in D_+,$$
$$f_{\mu_2}(\mathbf{x}) = f(\psi_i = \mathbf{x}|d_i \in D_-) \text{ in case } d_i \in D_-$$

また,発現モデルにそれぞれ対応させるため,ディプロタイプ形は,ターゲット・ハプロタイプ h_t に関係するハプロタイプを A,それ以外を B とすると,AA, BB, AB がある.発現モデルが優性モデルの場合,AA と AB は D_+ に属し,BB は D_- に属する.また,劣性モデルの場合,AA は D_+ に属し,AB と BB は D_- に属する.同様に,加算モデルの場合,AA, BB, AB について ψ_i の分布は $N(\mu_1, \sigma^2)$, $N(\mu_2, \sigma^2)$, $N(\mu_3, \sigma^2)$ に従う.ここで $\mu_3 = (\mu_1 + \mu_2)/2$ である.

Tomita *et al.* (2011) はこの量的変量を多変量正規分布へと拡張した.量的変量ベクトル Ψ_i はディプロタイプ形に対応した,同じ分散共分散行列をもつが,異なる平均ベクトルをもつ多変量正規分布に従うとする.発現モデルが優性または劣性モデルの場合は,確率密度関数は次のように与えられる.

$$f(\Psi_i = \mathbf{x}|d_i = a_k, \mu, \Sigma)$$
$$= \begin{cases} \left(\frac{1}{(2\pi)^{p/2}|\Sigma|^{\frac{1}{2}}}\right) e^{-\frac{1}{2}(\mathbf{x}-\mu_1)'\Sigma^{-1}(\mathbf{x}-\mu_1)} & \text{if } a_k \in D_+, \\ \left(\frac{1}{(2\pi)^{p/2}|\Sigma|^{\frac{1}{2}}}\right) e^{-\frac{1}{2}(\mathbf{x}-\mu_2)'\Sigma^{-1}(\mathbf{x}-\mu_2)} & \text{if } a_k \notin D_+ \end{cases}$$

発現モデルが加算モデルの場合は,確率密度関数は次のように与えられる.

$$f(\Psi_i = \mathbf{x}|d_i = a_k, \mu, \Sigma)$$
$$= \begin{cases} \left(\frac{1}{(2\pi)^{p/2}|\Sigma|^{\frac{1}{2}}}\right) e^{-\frac{1}{2}(\mathbf{x}-\mu_1)'\Sigma^{-1}(\mathbf{x}-\mu_1)} & \text{if } a_k \in D_{AA}, \\ \left(\frac{1}{(2\pi)^{p/2}|\Sigma|^{\frac{1}{2}}}\right) e^{-\frac{1}{2}(\mathbf{x}-\mu_2)'\Sigma^{-1}(\mathbf{x}-\mu_2)} & \text{if } a_k \in D_{BB}, \\ \left(\frac{1}{(2\pi)^{p/2}|\Sigma|^{\frac{1}{2}}}\right) e^{-\frac{1}{2}(\mathbf{x}-\frac{\mu_1+\mu_2}{2})'\Sigma^{-1}(\mathbf{x}-\frac{\mu_1+\mu_2}{2})} & \text{if } a_k \in D_{AB} \end{cases}$$

ここで μ, Σ は,それぞれ平均ベクトル,分散共分散行列を意味し,$\mathbf{x}$ は各個体の量的変量ベクトル,p は量的変量のパラメータ数を意味する.

2.4 ハプロタイプを利用した関連解析

そして，サンプルサイズ N の観測値が得られたときに，$G_{\text{obs}} = (g_1, g_2, \cdots, g_N)$ と $\Psi_{\text{obs}} = (\mathbf{w}_1, \mathbf{w}_2, \cdots, \mathbf{w}_N)$ をそれぞれ，観測されたジェノタイプのベクトルと量的変量の行列とすると，尤度関数 $Likelihood(\Theta, \mu, \Sigma)$ は次のように表せる．

$$Likelihood(\Theta, \mu, \Sigma) \propto \prod_{i=1}^{N} \sum_{a_k \in A_i} P(d_i = a_k | \Theta) f(\psi_i = \mathbf{w}_i | d_i = a_k, \mu, \Sigma)$$

ここで A_i はディプロタイプ形 a_k の集合，f は a_k に従う μ をもつ確率密度関数 $N(\mu, \Sigma)$ である．帰無仮説では，量的変量の分布はハプロタイプに依存せず，平均ベクトル μ は同一のベクトル μ_0 となる．対立仮説では，優性モデルと劣性モデルでは2つの多変量正規分布 $N(\mu_1, \Sigma)$ と $N(\mu_2, \Sigma)$ があり，加算モデルでは3つの多変量正規分布 $N(\mu_1, \Sigma)$, $N(\mu_2, \Sigma)$, $N((\mu_1 + \mu_2)/2, \Sigma)$ が定義できる．i 番目の個体の $\mathbf{x}$ はそれぞれの分布に従うことになる．

もし，欠損のない完全な観測データ $d_1, d_2, \cdots, d_N$ と $\psi_1, \psi_2, \cdots, \psi_N$ があった場合，μ, Σ とハプロタイプ相対頻度 $\Theta = (\theta_1, \theta_2, \cdots, \theta_L)$ に対しての最尤推定量は次のように得られる．

$$\hat{\theta}_j = n_j / (2N) \ (j = 1, 2, \cdots, L),$$
$$\hat{\mu}_1 = \sum_{d_i \in D_+} \psi_i / N_+, \hat{\mu}_2 = \sum_{d_i \notin D_+} \psi_i / N_-,$$
$$\hat{\Sigma} = \left[\sum_{d_i \in D_+} (\Psi_i - \mu_1)(\Psi_i - \mu_1)' + \sum_{d_i \notin D_+} (\Psi_i - \mu_2)(\Psi_i - \mu_2)' \right] / N$$

ここで n_j は N 個体での j 番目のハプロタイプが何回現れたかのカウント数であり，N_+ と N_- はそれぞれターゲット・ハプロタイプ h_t を含むか含まないかの個体数である．しかし，我々が観測して得られるジェノタイプと量的変量からは完全データは得られない．実際には EM アルゴリズムなどを用いて，各パラメータを推定することになる．

優性モデルと劣性モデルの場合について考える．対数尤度関数は

$\log Likelihood(\Theta, \mu, \Sigma)$ であり，μ_1 と μ_2 の最尤推定量は次のように表せる．

$$\hat{\mu}_1 = \frac{\sum_{i=1}^{N} \psi_i(u_b/u_0)}{\sum_{i=1}^{N}(u_b/u_0)},$$

$$\hat{\mu}_2 = \frac{\sum_{i=1}^{N} \psi_i(v_b/v_0)}{\sum_{i=1}^{N}(v_b/v_0)}$$

ここで，それぞれ

$$u_b = \sum_{a_k \in D_+ \cap A_i} P(d_i = a_k|\Theta) f(\psi_i | d_i = a_k, \mu_1, \sigma),$$

$$u_0 = \sum_{a_k \in A_i} P(d_i = a_k|\Theta) f(\psi_i | d_i = a_k, \mu, \sigma),$$

$$v_b = \sum_{a_k \in A_i \cap D_-} P(d_i = a_k|\Theta) f(\psi_i | d_i = a_k, \mu_2, \Sigma),$$

$$v_0 = \sum_{a_k \in A_i} P(d_i = a_k|\Theta) f(\psi_i | d_i = a_k, \mu, \Sigma)$$

である．分散共分散行列については次のように表せる．

$$\hat{\Sigma} = \frac{1}{n} \Big[\sum_{i=1}^{N} (\psi_i - \mu_1)(\psi_i - \mu_1)'(u_b/u_0)$$

$$+ \sum_{i=1}^{N} (\psi_i - \mu_2)(\psi_i - \mu_2)'(v_b/v_0) \Big]$$

ここで n は $\sum_{i=1}^{N}(u_b/u_0) + \sum_{i=1}^{N}(v_b/v_0)$ であり，D_+ は優性モデルまたは劣性モデルでのターゲット・ハプロタイプ h_t を含むディプロタイプ形の集合である．また，加算モデルの場合では，平均ベクトルは

$$\left(\sum_{i=1}^{N} \frac{u_b}{u_0} + \frac{1}{4} \sum_{i=1}^{N} \frac{w_b}{w_0} \right) \mu_1 + \frac{1}{4} \sum_{i=1}^{N} \frac{w_b}{w_0} \mu_2 = \sum_{i=1}^{N} \left(\frac{u_b}{u_0} + \frac{1}{2}(\frac{u_0}{u_b}) \right) \mathbf{x}_i,$$

$$\frac{1}{4} \sum_{i=1}^{N} \frac{w_b}{w_0} \mu_1 + \left(\sum_{i=1}^{N} \frac{v_b}{v_0} + \frac{1}{4} \sum_{i=1}^{N} \frac{w_b}{w_0} \right) \mu_2 = \sum_{i=1}^{N} \left(\frac{v_b}{v_0} + \frac{1}{2}(\frac{u_0}{u_b}) \right) \mathbf{x}_i$$

となり，分散共分散行列は

2.4 ハプロタイプを利用した関連解析

$$\hat{\Sigma} = \frac{1}{n}\Big[\sum_{i=1}^{N}(\psi_i - \mu_1)(\psi_i - \mu_1)'(u_b/u_0)$$
$$+ \sum_{i=1}^{N}(\psi_i - \mu_2)(\psi_i - \mu_2)'(v_b/v_0)$$
$$+ \sum_{i=1}^{N}(\psi_i - (\mu_1+\mu_2)/2) \times (\psi_i - (\mu_1+\mu_2)/2)'(w_b/w_0)\Big]$$

となる．ここで u, v, w はそれぞれ

$$u_b = \sum_{a_k \in A_i \cap AA} P(d_i = a_k|\Theta)f(\psi_i|d_i = a_k, \mu_2, \Sigma),$$
$$u_0 = \sum_{a_k \in A_i} P(d_i = a_k|\Theta)f(\psi_i|d_i = a_k, \mu, \Sigma),$$
$$v_b = \sum_{a_k \in A_i \cap BB} P(d_i = a_k|\Theta)f(\psi_i|d_i = a_k, \mu_2, \Sigma),$$
$$v_0 = \sum_{a_k \in A_i} P(d_i = a_k|\Theta)f(\psi_i|d_i = a_k, \mu, \Sigma),$$
$$w_b = \sum_{a_k \in A_i \cap AB} P(d_i = a_k|\Theta)f(\psi_i|d_i = a_k, \mu_2, \Sigma),$$
$$w_0 = \sum_{a_k \in A_i} P(d_i = a_k|\Theta)f(\psi_i|d_i = a_k, \mu, \Sigma)$$

と定義される．これらの式に適切な初期値を設定し，反復計算を行うことで解が得られ，収束した値は最尤推定値を生成する．

このように Tomita et al. (2011) は Shibata et al. (2004) の *QTLhaplo* アルゴリズムの多変量量的変量への拡張を行った．ただし，多変量量的変量に対応したアルゴリズムは，彼らの前にも提案されており，Kamitsuji & Kamatani (2006) の *QTLmarc* がある．彼らの手法は複数の量的変量の線形結合を基本とし，ターゲット・ハプロタイプを含むジェノタイプらをもっているか，サンプル集団を 2 群に分けて行う確定的な分析方法である．それを判別分析の一手法である ROC (receiver operatorating characteristic) 曲線の AUC (the area under the ROC curve) で評価することにより，解析している．ハプロタイプ相対頻度の推定などを行わ

ず，そのターゲット・ハプロタイプをもてる可能性があるかで判断しているため，計算が非常に速いことも利点である．ただし，ハプロタイプの推定を行わないため，確率的なディプロタイプ形は想定しておらず，ハプロタイプの heterozygosity が大きく，確率的なディプロタイプ形をもつ個体が多く存在する場合には，精度の高い評価が困難となる．また，この手法では基本的に優性モデルにのみ適用可能で，劣性モデル，特に加算モデルには理論的に適用不可能である．

これらの多変量量的変量を扱える手法を用いて，次の数値例で分析を行っている（Tomita et al., 2011）．彼らは Tomita et al. (2008) で用いた 40 座位のジェノタイプの実データ（表 2.3，図 2.3）と，多変量な量的変量は正規乱数により生成したシミュレーション・データでハプロタイプの関連解析を行った．このジェノタイプ・データの各座位の情報は表 2.4 のようになっている．

図 2.3 を見るとわかるように，数個のハプロタイプ・ブロックが同定されている．この Block 1 と Block2 の中で選択された tag SNP の一部 {7, 11, 13, 19} 番目の 4 座位を使って，各個体のディプロタイプ形を *QTL-haplo* の推定プログラムを用いて推定を行った（表 2.5）．ここで，最も相対頻度が高かったハプロタイプ 'TGCA' をターゲット・ハプロタイプ h_t として設定することにした．このハプロタイプ 'TGCA' に注目するとサンプルは 3 つの群に分かれることとなる．ハプロタイプ 'TGCA' を 2 つもつ個体の群，ハプロタイプ 'TGCA' を 1 つだけもつ個体の群，ハプロタイプ 'TGCA' をもたない個体の群であり，優性モデルだと前者 2 群が D_+ 群となり，最後が D_- 群となる．劣性モデルでは最初の群だけ D_+ 群となり，ほかの 2 群が D_- 群となる．加算モデルでは 3 群が順番にそれぞれ AA, AB, BB 群となる．

一方，表現型は 2 つの量的変量のシミュレーション・データを使った．加算モデルにも対応できるように，それぞれの群の 2 変量は多変量正規分布 $N(\mu_1, \Sigma)$, $N(\mu_2, \Sigma)$, $N(\mu_3, \Sigma)$ に従うとする．ここで $\mu_3 = (\mu_1 + \mu_2)/2$ であり，$N(\mu_3, \Sigma)$ は加算モデルに従うシミュレーション・データを生成するときのみ用いる．シミュレーション・データは R パッケージ

2.4 ハプロタイプを利用した関連解析

表 2.4 表2.3での各座位のメジャー/マイナーアレル相対頻度など (Tomita et al., 2011).

座位	メジャーアレル アレル	度数	頻度	マイナーアレル アレル	度数	頻度	欠損 アレル	度数	計
1	A	49	0.5568	G	39	0.4432	*	0	88
2	A	49	0.5568	G	39	0.4432	*	0	88
3	T	49	0.5568	C	39	0.4432	*	0	88
4	G	49	0.5568	T	39	0.4432	*	0	88
5	T	49	0.5568	C	39	0.4432	*	0	88
6	A	49	0.5568	C	39	0.4432	*	0	88
7	T	56	0.6364	C	32	0.3636	*	0	88
8	A	49	0.5568	G	39	0.4432	*	0	88
9	A	49	0.5568	G	39	0.4432	*	0	88
10	C	49	0.5568	T	39	0.4432	*	0	88
11	G	64	0.7273	A	24	0.2727	*	0	88
12	G	46	0.5227	A	42	0.4773	*	0	88
13	C	76	0.8636	T	12	0.1364	*	0	88
14	T	67	0.7614	C	21	0.2386	*	0	88
15	A	67	0.7614	C	21	0.2386	*	0	88
16	A	67	0.7614	G	21	0.2386	*	0	88
17	T	46	0.5227	C	42	0.4773	*	0	88
18	T	54	0.6136	A	34	0.3864	*	0	88
19	T	46	0.5227	A	42	0.4773	*	0	88
20	C	75	0.8523	T	13	0.1477	*	0	88
21	G	67	0.7614	A	21	0.2386	*	0	88
22	C	67	0.7614	T	21	0.2386	*	0	88
23	A	45	0.5114	G	43	0.4886	*	0	88
24	C	66	0.75	T	22	0.25	*	0	88
25	T	45	0.5114	C	43	0.4886	*	0	88
26	A	44	0.5	G	44	0.5	*	0	88
27	T	59	0.6705	C	29	0.3295	*	0	88
28	G	59	0.6705	C	29	0.3295	*	0	88
29	A	72	0.8182	T	16	0.1818	*	0	88
30	C	66	0.75	A	22	0.25	*	0	88
31	T	62	0.7045	C	26	0.2955	*	0	88
32	C	66	0.75	T	22	0.25	*	0	88
33	T	62	0.7045	C	26	0.2955	*	0	88
34	G	60	0.6818	A	28	0.3182	*	0	88
35	T	62	0.7045	C	26	0.2955	*	0	88
36	A	52	0.5909	G	36	0.4091	*	0	88
37	G	70	0.7955	A	18	0.2045	*	0	88
38	A	70	0.7955	C	18	0.2045	*	0	88
39	A	68	0.7727	G	20	0.2273	*	0	88
40	T	58	0.6591	A	30	0.3409	*	0	88

表 2.5 tag SNP {7,11,13,19} 番目の座位より推定された各個体のディプロタイプ形. TGCA をターゲット・ハプロタイプとする (Tomita et al., 2011).

個体	ディプロタイプ	確率	集団内頻度	ディプロタイプ形
1	1	1	0.0812	TGCA TGCA
2	1	1	0.0573	TGCT TGCA
3	1	1	0.0812	TGCA TGCA
4	1	1	0.0405	TGCT TGCT
5	1	1	0.0105	CACA CACA
6	1	1	0.0069	CGCT CACT
7	1	1	0.0028	CGCA CGCA
8	1	1	0.0321	TGCA TGTT
9	1	1	0.0268	TGCT CACT
10	1	1	0.0014	TACA TACA
11	1	1	0.0405	TGCT TGCT
12	1	0.5671	0.007	CGCA CACT
	2	0.4329	0.0053	CGCT CACA
13	1	1	0.0177	CACT CACT
14	1	1	0.0812	TGCA TGCA
15	1	1	0.0812	TGCA TGCA
16	1	1	0.0321	TGCA TGTT
17	1	1	0.0105	CACA CACA
18	1	1	0.0405	TGCT TGCT
19	1	1	0.0812	TGCA TGCA
20	1	1	0.0321	TGCA TGTT
21	1	1	0.0069	CGCT CACT
22	1	1	0.0405	TGCT TGCT
23	1	1	0.0812	TGCA TGCA
24	1	0.9367	0.0291	TGCA CACA
	2	0.0633	0.002	TACA CGCA
25	1	0.6271	0.0379	TGCA CACT
	2	0.3406	0.0206	TGCT CACA
	3	0.0324	0.002	TACA CGCT
26	1	1	0.0127	TGTT TGTT
27	1	1	0.0573	TGCT TGCA
28	1	1	0.0105	TGCT CGCT
29	1	1	0.0321	TGCA TGTT
30	1	1	0.0105	TGCT CGCT
31	1	0.6271	0.0379	TGCA CACT
	2	0.3406	0.0206	TGCT CACA
	3	0.0324	0.002	TACA CGCT

2.4 ハプロタイプを利用した関連解析

表 2.5 のつづき

個体	ディプロタイプ	確率	集団内頻度	ディプロタイプ形
32	1	0.6271	0.0379	TGCA CACT
	2	0.3406	0.0206	TGCT CACA
	3	0.0324	0.002	TACA CGCT
33	1	1	0.0028	CGCA CGCA
34	1	1	0.0136	CACT CACA
35	1	1	0.0321	TGCA TGTT
36	1	1	0.0006	CGTT CGTT
37	1	1	0.0405	TGCT TGCT
38	1	0.6271	0.0379	TGCA CACT
	2	0.3406	0.0206	TGCT CACA
	3	0.0324	0.002	TACA CGCT
39	1	1	0.0075	TGCT TACA
40	1	0.6271	0.0379	TGCA CACT
	2	0.3406	0.0206	TGCT CACA
	3	0.0324	0.002	TACA CGCT
41	1	1	0.0812	TGCA TGCA
42	1	0.929	0.0115	TGTT CACA
	2	0.071	0.0009	TACA CGTT
43	1	1	0.0127	TGTT TGTT
44	1	1	0.0177	CACT CACT

$mvtnorm$ を用いて生成した.

3 群の平均ベクトル,分散共分散行列を

$$\mu_1 = (120, 19),$$
$$\mu_2 = (118, 20),$$
$$\Sigma = \begin{pmatrix} 256 & 40 \\ 40 & 8 \end{pmatrix}$$

とした.劣性モデルと加算モデルについて Tomita et al. (2011) の手法を適用した結果は表 2.6,表 2.7 となった.表 2.6,表 2.7 にある q 値とは多重比較での補正に用いられる FDR (Benjamini & Hochberg, 1995) の q 値を意味する.簡単にいえば,この値より p 値が小さければ有意である.どちらもターゲット・ハプロタイプ 'TGCA' のみが有意となった.

表 2.6 劣性モデルに従い生成されたデータでの Tomita et al. (2011) の結果 (TGCA はターゲット・ハプロタイプ).

ハプロタイプ	ハプロタイプ頻度	χ^2	p 値	q 値	自由度
TGCA	0.2368	15.3214	0.00047	0.00625	2
CGTT	0.0263	4.9060	0.08603	0.01250	2
CGCA	0.0526	2.4720	0.29054	0.01875	2
CACT	0.1228	2.0721	0.35484	0.02500	2
TACA	0.0877	1.5365	0.46381	0.03125	2
TGCT	0.1842	0.4474	0.79955	0.03750	2
CACA	0.1140	0.3173	0.85331	0.04375	2
TGTT	0.0877	0.2663	0.87533	0.05000	2

表 2.7 加算モデルに従い生成されたデータでの Tomita et al. (2011) の結果 (TGCA はターゲット・ハプロタイプ).

ハプロタイプ	ハプロタイプ頻度	χ^2	p 値	q 値	自由度
TGCA	0.2368	11.8377	0.00269	0.00625	2
CGTT	0.0263	5.7841	0.05546	0.01250	2
TACA	0.0877	3.3868	0.18390	0.01875	2
TGCT	0.1842	1.7475	0.41738	0.02500	2
CACT	0.1228	1.2107	0.54588	0.03125	2
CGCA	0.0526	0.5627	0.75476	0.03750	2
CACA	0.1140	0.5247	0.76925	0.04375	2
TGTT	0.0877	0.0452	0.97768	0.05000	2

表 2.8 優性モデルでの $QTLmarc$ と Tomita et al. (2011) での検出力の比較 (各 100 回生成).

	平均ベクトル μ_x	{119, 19.5}	{118.5, 19.7}	{118.1, 19.84}	{118, 20}	{117.77, 20.12}
	マハラノビスの距離	0.25	0.508	0.753	1	1.252
検出力	$QTLmarc$	0.23	0.56	0.73	0.83	0.90
	Tomita et al. (2011)	0.23	0.59	0.77	0.94	0.98

また，優性モデルでは Tomita et al. (2011) と Kamitsuji & Kamatani (2006) との比較を行っている（表 2.8）．ターゲット・ハプロタイプ 'TGCA' を含まない群の分布を $\mu_1 = (120, 19)$，$\Sigma = (\sigma_{11}, \sigma_{12}, \sigma_{22}) = (256, 40, 8)$ とし，ターゲット・ハプロタイプ 'TGCA' に対応した分布の平均ベクトル μ_x を μ_1 とのマハラノビスの距離がおよそ 0.25, 0.50, 0.75, 1.00, 1.25 となるように設定した場合でのそれぞれ 100 回のシミュレーション・データの生成を行い，両手法で検定したときの検出力を比較した．表 2.8 を見ると，Tomita et al. (2011) の方が Kamitsuji & Kamatani (2006) の QTLmarc の結果よりも検出力が大きくなる傾向が認められる．確率的なディプロタイプ形を扱う利点が要因と考えられ，実際に個体 #39 と #42 は推定されたディプロタイプ形にターゲット・ハプロタイプ 'TGCA' は含まれていないが，QTLmarc では 'TGCA' をもっていると判断されている可能性が高いためとも考えられる．

2.5 まとめ

SNP データは，相（phase）がジェノタイプ・データからは不明であるがゆえに，ハプロタイプを扱う上で様々な問題が生じることは，今までの各節で説明してきた通りである．候補となるハプロタイプの相対頻度推定では，相が不明（unphase）となるために SNP の座位数が大きくなればなるほど，推定するパラメータが膨大な数となり，現在の高度に速度を増した計算機を駆使しても計算不能となることも理解しやすい．しかし，正確な最尤推定ではないにせよ，PL-EM や ldlight のように，100 座位を超えるようなハプロタイプの推定を可能としたのは大きな驚きであった．

推定すべき領域を絞り込むために，2003 年以降にサンプルデータの連鎖不平衡（LD）・ハプロタイプ・ブロックを同定する問題に，世界のいくつかの研究チームが没頭することになった．最終的には，最初に台頭した Gabriel et al. (2003) の信頼区間を利用した方法が Haploview にも採用され，広く多くの研究者に利用されるようになった．本篇ではあまり触れなかったが，連鎖不平衡（LD）・ハプロタイプ・ブロックを同定した後

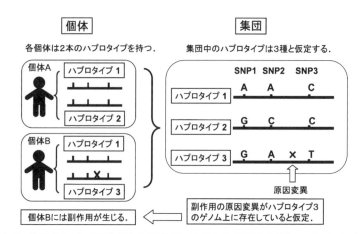

図 2.4 松浦 (2011) で紹介された副作用の発現となる原因変異とハプロタイプの関係.

に，そのハプロタイプ・ブロックを代表する座位を選択する方法も，多くの手法が提案され，筆者を始めとする多くの研究者の興味をひいた．そのようなハプロタイプ・ブロックの中で，メジャーとなるハプロタイプが考えたい表現型の発現に関係しているか関連解析を行いたい，特に医学系分野ではそれが最たる目的であるが，通常の個体情報と異なり，ハプロタイプは確定的に個々のディプロタイプ形が決定されるとは限らず，ヘテロ接合性が増すほどディプロタイプ形は確率的にしか推定できなくなる．通常の関連解析手法（独立性の検定など）は当然使えず，対数尤度比を用いた検定手法が緻密に形成され適用された．このように観測できないパラメータが増える傾向にあるハプロタイプを考慮した解析は，数理的な理論を駆使する遺伝統計学者に理論を熟考させる機会を与え，それを成し遂げてきたことは学問的に大きな成果であると考える．

ただし，昨今ではタイピング技術が飛躍的に向上し，大規模・超高速な次世代シーケンス，次々世代シーケンスがリリースされており，もはやDNAマーカーというより緻密なDNA情報を取り込むことを可能としている．そのため，染色体上の横並びの情報であるハプロタイプを推定することはほとんど行われず（行われても一連の解析の後についでに検討する程度），GWASをさらに大量データにしたような解析作業で押し潰されて

いるようにも思われる．しかし，より細かな関連解析をする上で，遺伝子の発現現象を見逃さないためにも，ハプロタイプ解析を行うことを否定しない研究チームも皆無ではないという意見もある（上辻ら，2011）．例えば，松浦 (2011) はハプロタイプを用いた解析を行う重要性を示した．図 2.4 はなぜ SNP ごとの解析だけでは，原因変異を見逃してしまうのかをわかりやすく表している．つまり図 2.4 において原因変異は SNP 上にはのっておらず（SNP2 と SNP3 で調べただけではわからない），横並びのハプロタイプ 3 を調べて初めて特定できる．一方，ハプロタイプを応用した解析に Jonathan et al. (2007) が提唱した impute（imputation of genotype）がある．これはタイピングが未実施である SNP のジェノタイプを推定するアルゴリズムである．すでにタイピングが実施された SNP よりハプロタイプを推定し，HapMap データなどを利用してタイピング対象外だった SNP やコールレイトが足らなかった SNP（call rate については冨田ら (2010) を参照）のジェノタイプが推定可能となるものである．これらはソフトウェア MaCH（Li et al., 2010）などで実行することができる．ただし，Quality Control（QC）を行ってから impute を行わないと関連解析で正しい p 値が得られないなどの問題があるため，QC を十分行う必要がある．

　ハプロタイプを解析する機会は最先端の遺伝統計解析の分野から離れていっているようにも思われるが，そのような状況・意向も考慮し，10 年ほど経過した現時点で関連する一連の手法らを概説・報告としてまとめた．現在，専門として遺伝統計解析に取り組まれている研究者，またはこれから勉強しようと考えている方々に，少し解釈しづらい遺伝統計学を理解する助けとなれば幸いである．

第 3 章

遺伝疫学手法

3.1 サンプル QC

GWAS においては，サンプル（検体）の品質管理（QC: quality control）は最も重要な作業の1つである．タイピングエラー，サンプルの重複，未報告の近親者や集団構造の検出などを目的とする．ゲノムデータではエラーの混入は不可避であり，適切なサンプル QC を実施しなければ誤った結論を導くことになりかねない．サンプル QC に用いられる様々な統計量は古典的な人類遺伝学・集団遺伝学の理論に基づいており，正しく使用する上ではその理解が必須となる．ここでは，その統計量の背景について述べる．実例を交えた記述については田宮ら (2015) を参照されたい．

3.1.1 個体ヘテロ接合度

サンプル検体 i の個体ヘテロ接合度を以下の統計量によって計測する．これは，タイピングされた（非欠測の）SNP が L_i 個あるとしたとき

$$1 - \frac{O_i}{L_i}$$

によって与えられる．ここで O_i は L_i 個の SNP 中でホモ接合として観察された SNP 数を表す．これは，各 SNP に A/a というメジャー/マイナーアレルがあるとき，遺伝子型 AA あるいは aa が観察されたサイトの

総数である．この値が個体ヘテロ接合度の集団全体の平均値よりもかなり大きい場合にはサンプル DNA のクロスコンタミネーションを疑う．個体あたりのマーカー欠測率と個体ヘテロ接合度をプロットし，いずれかの指標が集団平均から大きく外れる個体については何らかの体系的エラーが疑われる．

3.1.2 近交係数

ある遺伝子座のアレルが共通祖先に由来するとき，アレルは同祖的（IBD: identical by descent）という．家系内で継承されたことが明らかである場合（つまり近親婚）は同祖的であるといえる．一方で，共通祖先に由来するかどうか不明である場合を同型的（IBS: identical by state）と呼び区別して扱う．したがって，ホモ接合には，同祖的な場合と，同型的な場合の 2 通りが考えられる．前者をオート接合，後者をアロ接合と呼ぶ．

明らかな体系的実験エラーが見られないのに，ヘテロ接合度が集団平均と比べて低い個体については，近親婚由来によるホモ接合度の上昇を疑う．個体の血縁の度合いを測る尺度として近交係数（inbreeding coefficient）がよく用いられる．近交係数はある個体の 2 つのアレルが同祖的となる確率（オート接合）として定義される．個体 i の近交係数を f_i で表し，ある 1 つの SNP のメジャーアレルとマイナーアレルの頻度（MAF）をそれぞれ p と $q = 1 - p$ で表す．F_i をこの SNP がオート接合であれば 1，そうでなければ 0 をとる変数とする．個体 i の取りうる遺伝子型は AA, Aa, aa の 3 通りの可能性がある．これを G_i で表す．表 3.1 に，オート接合の状態が所与のもとでの遺伝子型分布 $P(G_i|F_i)$ を与えた．

個体 i の遺伝子型 G_i の分布は

$$P(G_i) = \sum_{l=0}^{1} P(G_i|F_i = l)P(F_i = l)$$
$$= P(G_i|F_i = 1)f_i + P(G_i|F_i = 0)(1 - f_i)$$

表 3.1 オート接合の状態 F が所与のもとでの個体 i の遺伝子型分布 $P(G|F)$. A/a はメジャー/マイナーアレルでそのアレル頻度はそれぞれ p, q. ここで添字 i は省略した.

個体 i の遺伝子型	AA	Aa	aa
$P(G\|F=0)$	p^2	$2pq$	q^2
$P(G\|F=1)$	p	0	q
$P(G)$	$(1-f)p^2+fp$	$(1-f)2pq$	$(1-f)q^2+fq$
形質値 Y	μ_{AA}	μ_{Aa}	μ_{aa}

と書ける.メジャーアレルのホモ接合となる確率は $f_i p + (1-f_i)p^2$,マイナーアレルのホモ接合となる確率は $f_i q + (1-f_i)q^2$ となる.したがって,ホモ接合が観察される確率は $f_i + (1-f_i)(p^2+q^2)$ である.個体 i のタイピングされた(欠測でない)SNP が L_i 個あるとしよう.SNPj のメジャー/マイナーアレル頻度をそれぞれ p_j, q_j とし,さらに対応する近交係数を f_{ij} とおく.そのとき

$$\sum_{j=1}^{L_i}\{f_{ij}+(1-f_{ij})(p_j^2+q_j^2)\}$$

は L_i 個の SNP 中でホモ接合となる SNP の期待個数となる.これは観察されたホモ接合 SNP の総数 O_i の期待値である.

いま,L_i 個の SNP にわたって $f_{ij} = f_i$ と共通であることを仮定すれば

$$L_i f_i + (1-f_i)\sum_{j=1}^{L_i}(p_j^2+q_j^2) = O_i$$

を f_i について解くことで,以下の(モーメント)推定量を得る.

$$\hat{f}_i = \frac{O_i - \sum_{j=1}^{L_i}(p_j^2+q_j^2)}{L_i - \sum_{j=1}^{L_i}(p_j^2+q_j^2)}$$

アレル頻度 p_j が未知の場合には,$\sum_{j=1}^{L_i}(p_j^2+q_j^2)$ をサンプルから計算された不偏推定量によって置き換える.この推定量は PLINK(Purcell *et al.*, 2007) に実装されている.

また,X 染色体上の SNP を用いて近交係数を計算することで,次のようにデータに報告されている性別と,SNP から推測される性別の間の整合性を確認できる.男性は X 染色体の大部分でヘミ接合であり,これを擬似的に X 染色体上の全ての SNP がホモ接合であるとみなして計算すれば,近交係数が 1 になることを利用する.一方で,女性については,常染色体上の SNP と同様に扱えるため,無作為交配集団であれば近交係数は 0 付近の値をとるであろう.

既知の家系図から近交係数を計算する方法が知られている.ある個体 I の 2 つのアレルが同祖的となるためには,その父母が共通祖先に由来するアレルをもっている必要がある.そのとき個体 I と共通祖先の間にループができる.共通祖先がもつ一方のアレルを減数分裂を経てその子に伝える確率は 1/2 であるから,n 回の減数分裂によってアレルが伝わる確率は $1/2^n$ となる.例えば,図 3.1 の家系図(安田, 2007)における個体 I の近交係数を計算してみる.個体 I はいとこ婚による子であり,父母の共通祖先は A と B である.共通祖先 A, B はそれぞれ 2 つのアレル γ, δ, ϵ, η をもち,個体 I は 2 つのアレル α, β をもつとする.まず A の一方のアレル γ が I で同祖的となるということは,$\alpha = \beta = \gamma$ となることを意味する(ここで = を同祖的を意味する記号とした).アレル γ は

$$I \leftarrow G \leftarrow D \leftarrow A \rightarrow E \rightarrow H \rightarrow I$$

という A から出発して I に到着するループを経由したことになる.減数分裂の数は 6 回であるため,γ が I において同祖的となる確率は $1/2^6$ である.同様にアレル δ が I で同祖的となる確率も $1/2^6$ である.したがって,A のいずれかのアレルが I で同祖的となる確率は $1/2^5$ である.もう一方の共通祖先 B のいずれかのアレルが I で同祖的になる確率も同じく $1/2^5$ である.これらのループは独立に生じるため,単純に合計することで,I の近交係数 f_I が $1/2^5 + 1/2^5 = 1/16$ となることがわかる.以上の計算では A の γ, δ も B の ϵ, η もどちらも同祖的でないという前提を置いている.より一般的に,f_A, f_B で A, B の近交係数を表せば,f_I は

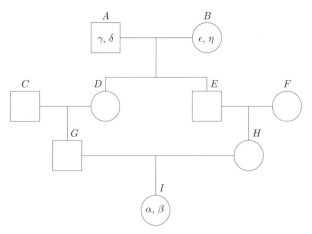

図 3.1 いとこ婚の子の家系図.

$2^{-5}(1+f_A) + 2^{-5}(1+f_B)$ へと修正すればよい.

一般公式は次のように与えられる（Wright, 1922）.

$$f_i = \sum_l \frac{1}{2^{n_l-1}}(1+f_{A_l}) \tag{3.1}$$

ここで A_l は個体 i の父母の共通祖先である．和は独立なループ全てについて取られる．また，n_l はループ l 上に存在する個体の総数であり，f_{A_l} は共通祖先 A_l の近交係数である．さらなる詳しい議論は遺伝学の教科書 (Crow & Kimura, 1970; 安田, 2007) を参照されたい．なお，同祖性とは，ある与えられた世代時間内，あるいは家系内で定義される概念であり，遺伝連鎖分析などの家系に基づく研究では中心的な役割を担ってきたが，一般集団における定義方法はあまり明確ではなく混乱がある（Speed & Balding, 2015）.

次に各遺伝子型が所与のもとでの形質値 Y が表 3.1 の最終行で与えられた状況を考える．期待値は

$$E(Y) = E\{E(Y|G)\} = (1-f)\bar{Y}_0 + f\bar{Y}_1$$

ここで $\bar{Y}_0 = p^2\mu_{AA} + 2pq\mu_{Aa} + q^2\mu_{aa}$ は $f=0$（任意交配）のときの期待値，$\bar{Y}_1 = p\mu_{AA} + q\mu_{aa}$ は $f=1$（完全近交）のときの期待値である．こ

れは f に関する線形関数となっており，傾きは $\bar{Y}_1 - \bar{Y}_0$ である．分散は

$$\begin{aligned}
\mathrm{Var}(Y) &= E(Y^2) - E(Y)^2 = E\{E(Y^2|G)\} - \{(1-f)\bar{Y}_0 + f\bar{Y}_1\}^2 \\
&= (1-f)(p^2\mu_{AA}^2 + 2pq\mu_{Aa}^2 + q^2\mu_{aa}^2) + f(p\mu_{AA}^2 + q\mu_{aa}^2) \\
&\quad - \{(1-f)\bar{Y}_0 + f\bar{Y}_1\}^2 \\
&= (1-f)(V_0 + \bar{Y}_0^2) + f(V_1 + \bar{Y}_1^2) - \{(1-f)\bar{Y}_0 + f\bar{Y}_1\}^2 \\
&= (1-f)V_0 + fV_1 + f(1-f)(\bar{Y}_0 - \bar{Y}_1)^2
\end{aligned}$$

と書ける．ここで V_0 と V_1 はそれぞれ $f = 0, 1$ のときの分散である．特別に $\mu_{AA} = 0$, $\mu_{Aa} = 1$, $\mu_{aa} = 2$ の場合を考える．これはマイナーアレル a の個数でコードしたものである．そのとき，$\bar{Y}_0 = 2q$, $\bar{Y}_1 = 2q$, $V_0 = 2pq + q^2 2^2 - (2q)^2 = 2pq$, $V_1 = q2^2 - (2q)^2 = 4q - 4q^2 = 4pq = 2V_0$. したがって

$$\mathrm{Var}(Y) = (1-f)V_0 + fV_1 = (1+f)2pq \tag{3.2}$$

を得る．

近交係数は，減数分裂を経て期待される IBD 共有確率によって定義されるが，実際の IBD 領域は，確率的に変動する量である．そこで以下では，Carothers $et\ al.$ (2006) の議論に基づき，IBD 領域の実現値の分散を評価すること考える．ある個体とその一人の共通祖先を結ぶ近交ループに近交係数 f が対応しているとする（例えば，上述の個体 I と A を結ぶループ）．T を常染色体上の総ゲノム長 G のうちの IBD 領域の合計長（単位は Morgan）とする．ここで，単純のため L 個の SNP が全ゲノムにわたって均等に配置されており，$j = 1,\ldots,L$ の順に並んでいる状況を考える．つまり，$k > j$ であるときに，SNPj と SNPk の間の距離は $(G/L)|j-k| = (G/L)(k-j)$ Morgan である．そのとき，F_j を j 番目の SNP が IBD であれば 1，そうでなければ 0 をとる変数とすれば，L が十分に大きい場合

$$T = \frac{G}{L}\sum_{j=1}^{L}F_j$$

が近似的に成り立つ.任意の j について $E(F_j) = f$ であることから,$E(T) = Gf$ である.さらに

$$\begin{aligned}\text{Var}(T) &= \frac{G^2}{L^2}\left\{\sum_j \text{Var}(F_j) + \sum_{j\neq k}\text{Cov}(F_j, F_k)\right\} \\ &= \frac{G^2}{L^2}\left[Lf(1-f) + \sum_{j\neq k}\{E(F_j F_k) - f^2\}\right] \\ &= \frac{G^2}{L^2}\left[Lf(1-f) + 2\sum_{k>j}\{P(F_k=1|F_j=1)f - f^2\}\right]\end{aligned}$$

いま距離 x Morgan の隔たりがある2つのSNP (SNP1とSNP2) があり,共通祖先から個体を結ぶ近交ループが,母系について n_m 回,父系について n_f 回の減数分裂を経ているとする.以下では,この近交ループ上において,$\delta x \approx 0$ としたときに,交差が,SNP1とSNP2の間で起こらず,かつ x と $x+\delta x$ の微小区間で起こる確率を求める.ここで交差はランダムに起こり,かつゲノムにわたって干渉がないことを仮定する.2つのSNPの区間を n 個の微小な区間に均等に分割し(各区間の長さは x/n Morgan),$n \to \infty$ とすれば

$$\begin{aligned}&P(n\text{ 個の微小区間で交差が生じない}) \\ &\quad \times P([x, x+\delta x]\text{ 間で少なくとも一回の交差が生じる}) \\ &= \left(1 - \frac{x}{n}\right)^{n(n_m+n_f)} \times \{1 - (1-\delta x)^{n_m+n_f}\} \\ &\approx e^{-(n_m+n_f)x}(n_m+n_f)\delta x\end{aligned}$$

を得る.すなわち,交差の起こる距離 x は平均 $1/(n_m+n_f)$ をもつ指数分布に近似的に従う.したがって,SNP j と k ($k > j$) の間の距離が $(G/L)(k-j)$ Morgan であるから,SNP j と k の間で交差が起こらない確率は

$$P\{x > (G/L)(k-j)\} \approx e^{-(k-j)\lambda}$$

となる. ここで $\lambda = (G/L)(n_m + n_f)$ とおいた. そのため, $k > j$ に対して

$$P(F_k = 1 | F_j = 1) = e^{-(k-j)\lambda} + (1 - e^{-(k-j)\lambda})f = f + (1-f)e^{-(k-j)\lambda}$$

を得る. これより

$$\begin{aligned}\mathrm{Var}(T) &= \frac{G^2}{L^2}\left\{Lf(1-f) + 2\sum_{k>j} f(1-f)e^{-(k-j)\lambda}\right\} \\ &= G^2 f(1-f)\left[\frac{1}{L} + \frac{2e^{-\lambda}}{L}\frac{1-e^{-\lambda(L-1)}}{1-e^{-\lambda}} \right. \\ &\quad \left. + \frac{2}{L^2}\frac{d}{d\lambda}\left\{\frac{e^{-\lambda}(1-e^{-\lambda(L-1)})}{1-e^{-\lambda}}\right\}\right]\end{aligned}$$

が得られる. ここで $\sum_{k>j} u^{k-j} = LS(u) - udS(u)/du$ を用いた. ただし $S(u) = u + u^2 + \cdots + u^{L-1}$. また, $L \to \infty$ とすれば, $e^{-\lambda(L-1)} \to e^{-(n_f+n_m)G}$ であるが, 一般に, $(n_m + n_f)G \gg 1$ であるから, この量は無視できる. 以上より, $1/L$ より小さい項を無視すれば

$$\mathrm{Var}(T) \approx \frac{2G^2 f(1-f)}{L\lambda} = \frac{2Gf(1-f)}{n_m + n_f}$$

を得る. 以上の議論を用いれば, IBD 領域の比が

$$\hat{f} = \frac{T}{G}$$

と表せることから

$$E(\hat{f}) = f$$

と近似分散

$$\mathrm{Var}(\hat{f}) \approx \frac{2f(1-f)}{(n_m + n_f)G}$$

が導かれる. 複数の共通祖先をもつ場合には, 各近交ループの f が小さいとすれば, IBD 領域がループ間で独立とみなしてよいだろう. 合計の

近交係数は各ループの f の和であるので，合計の近交係数の分散は，各ループの分散の和で近似できる．

いくつかのヒト家系の例で $\hat{f}$ の具体的な近似分散の値を見ていこう．まず $G = 33$ を仮定する．半いとこの場合は $E(\hat{f}) = 1/32 \approx 0.031$ であり，$\mathrm{Var}(\hat{f}) \approx 2(1/32)(1 - 1/32)/\{(3 + 3)33\} \approx 0.017^2$ となる．これより，いとこの場合は2つの半いとこループの和となるので，$E(\hat{f}) = 2/32 = 1/16 \approx 0.063$，$\mathrm{Var}(\hat{f}) \approx 2 \times (0.017)^2 \approx (0.025)^2$ と計算される．4重またいとこの場合も同様に，半またいとこで $E(\hat{f}) = 1/128 \approx 0.0078$，$\mathrm{Var}(\hat{f}) \approx 2(1/128)(1 - 1/128)/\{(4+4)33\} \approx (0.0077)^2$ となる．これから4重またいとこでは8つの半またいとこループの和であるから，$E(\hat{f}) = 8/128 = 1/16 \approx 0.063$，$\mathrm{Var}(\hat{f}) \approx 8 \times (0.0077)^2 \approx (0.022)^2$ と計算できる．いとこと4重またいとこで近交係数は等しいが，両家系図の間で減数分裂回数と共通祖先数が異なっており，このことが分散に違いを生み出した理由である．

3.1.3 親縁係数

近交係数はいち個体におけるアレルの近親性の度合いを表す量であった．ここで2個体 I, J 間の近親性は，I と J から生まれる子の近交係数によって定義できる．これを親縁係数（kinship coefficient）と呼ぶ．何らかの近交のある集団で，ある遺伝子座において，個体 I のもつ2つのアレルを a, b，個体 J のもつ2つのアレルを c, d でそれぞれ表す．以下では，同祖的であるときには $a = c$，そうでないときは $a \neq c$ と表記する．以降の議論では，I と J の両方共に近親婚による子でないと仮定する．すなわち，$a \neq b$ かつ $c \neq d$ である．変数 Z を I と J 間の同祖的なアレルの個数とすれば，Z は $0, 1, 2$ のいずれかの値をとる．Z は IBD の状態を示す量である．I, J のもつアレルの同祖性の可能な状態は全7通りあり，表3.2に対応する Z の値を与えた．I, J が近親婚の子であることを許せば，15通りの同祖的アレルのパターンを考える必要があり，父母由来のアレルを区別しなければ9パターンとなる．ここでは詳しく述べないが，興味のある読者は Jacquard (1974) や Weir *et al.* (2006) を参照さ

表 3.2 個体 I, J のもつアレル a, b, c, d 間の IBD 状態と対応する Z の値. $\{a \neq b\} \wedge \{c \neq d\}$ を前提としている（$\wedge$ は論理積を表す）.

Z	a, b, c, d の同祖性
0	$\{a \neq c\} \wedge \{a \neq d\} \wedge \{b \neq c\} \wedge \{b \neq d\}$
1	$\{a = c\} \wedge \{a \neq d\} \wedge \{b \neq c\} \wedge \{b \neq d\}$
	$\{a \neq c\} \wedge \{a = d\} \wedge \{b \neq c\} \wedge \{b \neq d\}$
	$\{a \neq c\} \wedge \{a \neq d\} \wedge \{b = c\} \wedge \{b \neq d\}$
	$\{a \neq c\} \wedge \{a \neq d\} \wedge \{b \neq c\} \wedge \{b = d\}$
2	$\{a = c\} \wedge \{a \neq d\} \wedge \{b \neq c\} \wedge \{b = d\}$
	$\{a \neq c\} \wedge \{a = d\} \wedge \{b = c\} \wedge \{b \neq d\}$

れたい．

I と J 間の親縁係数は Z を用いて以下のように表すことができる．

$$\phi_{IJ} = \frac{1}{4}P(Z=1) + \frac{1}{2}P(Z=2)$$

これは a, b から無作為に選んだ 1 つのアレルが，c, d から無作為に選んだ 1 つのアレルと同祖的となる確率である．すなわち，個体 I と J の子の近交係数である．I の両親を A, B と表し，アレル a, b は A, B からそれぞれ継承されたとする．同様に J の両親を C, D と表し，アレル c, d は C, D からそれぞれ継承されたとする．そのとき

$$P(Z=2) = \phi_{AC}\phi_{BD} + \phi_{AD}\phi_{BC}$$

および

$P(Z=1)$
$= \phi_{AC}(1-\phi_{BD}) + \phi_{AD}(1-\phi_{BC}) + \phi_{BC}(1-\phi_{AD}) + \phi_{BD}(1-\phi_{AC})$

の関係がある．ここで ϕ_{AC} は A と B 間の親縁係数であり，その他についても同様に定義される．表 3.3 に，近親交配のない 2 個体間での $P(Z=2)$, $P(Z=1)$, $P(Z=0)$ と対応する親縁係数の具体的な値を与えた．血縁が離れるにつれて 1/2 のべき乗で親縁係数が減衰していく．つまり IBD 共有領域が小さくなっていく．一人の共通祖先から等しく G 世代離れた 2 個体間での各 IBD 領域に期待される長さは

表 3.3 近親交配のない 2 個体間での $P(Z=2)$, $P(Z=1)$, $P(Z=0)$ と親縁係数 (Weir et al. (2006), Table 1)

2 個体間の関係	$P(Z=2)$	$P(Z=1)$	$P(Z=0)$	親縁係数
一卵生双子	1	0	0	1/2
完全兄弟	1/4	1/2	1/4	1/4
親子	0	1	0	1/4
二重いとこ	1/16	3/8	9/16	1/8
半兄弟	0	1/2	1/2	1/8
いとこ	0	1/4	3/4	1/6
血縁性なし	0	0	1	0

$$\mu_G = \frac{2667}{22 + (40.7 + 22.9)/2 \times 2G}$$

で与えられる．ここで分子は Decode 常染色体遺伝マップの合計長 (Mb: Mega base-pair) であり，分母は $2G$ 回の減数分裂を経ることで期待されるゲノム領域間の分断点の期待総数を意味する．22 は常染色体の数，40.7 と 22.9 は男性と女性のマップ長 (Morgan) であり，すなわち $(40.7 + 22.9)/2$ は減数分裂あたりの組換え回数の性別に関する平均である．一方で，共通祖先の個体数が A であり，全ての共通祖先から G 世代離れた 2 個体に関して，期待されるゲノムでの IBD 共有長は，公式 (3.1) より $A \times (1/2)^{2G-1} \times 2667$ Mb である．これを μ_G で割ることで，IBD 共有領域の期待個数が計算できる．

$$E[\#SR] = A \times \frac{22 + (40.7 + 22.9) \times G}{2^{2G-1}}$$

さらに，2 個体間が共通する IBD 領域の個数が，平均 $E[\#SR]$ をもつポアソン分布に従うと仮定すれば，1 つ以上の領域を共有する確率が以下のように書ける．

$$1 - \exp\left(-A \times \frac{22 + (40.7 + 22.9) \times G}{2^{2G-1}}\right)$$

完全兄弟 (つまり異母兄弟，異父兄弟でない) であれば $G=1$, $A=2$ であり，$\phi = 0.25$, $E[\#SR] = 85.6$, $\mu_G = 31.2$ となる．いとこであれば $G=2$, $A=2$ であり，$\phi = 0.062$, $E[\#SR] = 37.3$, $\mu_G = 17.9$ と

表 3.4 IBD 状態 Z が所与のもとでの 2 個体 I, J の遺伝子型分布 $P(G_1, G_2|Z)$. ここで G_1 は個体 I の遺伝子型, G_2 は個体 J の遺伝子型を意味する. A/a はメジャー/マイナーアレルであり, そのアレル頻度は p, q. S は IBS 共有個数.

2 個体 $I, J(J, I)$ の遺伝子型	AA,AA	AA,Aa	AA,aa	Aa,Aa	Aa,aa	aa,aa
S	2	1	0	2	1	2
$P(G_1, G_2\|Z=0)$	p^4	$4p^3q$	$2p^2q^2$	$4p^2q^2$	$4pq^3$	q^4
$P(G_1, G_2\|Z=1)$	p^3	$2p^2q$	0	p^2q+pq^2	$2pq^2$	q^3
$P(G_1, G_2\|Z=2)$	p^2	0	0	$2pq$	0	q^2

表 3.5 IBD 状態 Z が所与のもとでの 2 個体間の IBS 状態の分布 $P(S|Z)$

IBS 状態	$S=2$	$S=1$	$S=0$
$P(S\|Z=0)$	$p^4+4p^2q^2+q^4$	$4p^3q+4pq^3$	$2p^2q^2$
$P(S\|Z=1)$	$p^3+p^2q+pq^2+q^3$	$2p^2q+2pq^2$	0
$P(S\|Z=2)$	1	0	0

なる. いずれの場合でも 1 つ以上の領域を共有する確率はほぼ 1 である. $A=1$ のときは, $G \geq 5$ のときに $E[\#SR]$ は 1 以下となり, $A=2$ のときは, $G \geq 6$ のときに $E[\#SR]$ は 1 以下となる. 以上の計算から, 世代が離れるにつれて IBD 領域の共有が小さくなっていくことがわかる. 突然変異の影響も含めた IBD 共有に関する議論は Speed & Balding (2015) で行われている.

IBD 状態 Z が所与のもとでの 2 個体の遺伝子型の同時分布 $P(G_1, G_2|Z)$ を表 3.4 に与えた. ここで G_1 と G_2 はそれぞれ個体 I と J の遺伝子型である. また IBS 状態を表す確率変数を S で表した. S は 2 個体間がそれぞれもつ 2 つのアレルを共有する個数であるので, $0, 1, 2$ の値をとる. さらに $P(G_1, G_2|Z)$ から得られる Z が所与のもとでの S の分布を表 3.5 にまとめた. ただし, ここではハーディ・ワインベルグ平衡 (HWE: Hardy-Weinberg equilibrium) を仮定している.

SNP j における 2 個体間の IBS 状態を S_j で, IBD 状態を Z_j でそれぞれ表す. 2 個体共に非欠測であるサイト総数を L で表し, さらに IBD 確率が j によらず共通と仮定する. そのとき, 2 個体間のゲノム全体の IBD

確率を $z_0 = P(Z_j = 0)$, $z_1 = P(Z_j = 1)$, $z_2 = P(Z_j = 2)$ とおき，これらを推定する問題を考える．IBS 状態 S_j の確率は

$$P(S_j = i) = \sum_{z=0}^{2} P(S_j = i | Z_j = z) P(Z_j = z)$$

と分解できるが，表 3.5 より，$i < z$ のとき $P(S_j = i | Z_j = z) = 0$ である．$i = 0, 1, 2$ に対して $P(S_j = i)$ を全 SNP にわたり和をとることで

$$\sum_{j=1}^{L} P(S_j = 0) = \sum_{j=1}^{L} P(S_j = 0 | Z_j = 0) z_0,$$

$$\sum_{j=1}^{L} P(S_j = 1) = \sum_{j=1}^{L} \{P(S_j = 1 | Z_j = 0) z_0 + P(S_j = 1 | Z_j = 1) z_1\},$$

$$\sum_{j=1}^{L} P(S_j = 2) = \sum_{j=1}^{L} \{P(S_j = 2 | Z_j = 0) z_0 + P(S_j = 2 | Z_j = 1) z_1 + P(S_j = 2 | Z_j = 2) z_2\}$$

各 IBS 状態ごとのサイト総数 $N_i = \sum_{j=1}^{L} 1_{\{S_j = i\}}$ が上記の 3 つの式の左辺の不偏推定量となる．ここで $1_{\{\}}$ は指示関数である．ゲノム全体の IBD 確率 z_0, z_1, z_2 を推定するため，N_i を左辺に代入した以下の 3 つの方程式を満たす $\hat{z}_0$, $\hat{z}_1$, $\hat{z}_2$ を求める．

$$N_0 = \sum_{j=1}^{L} P(S_j = 0 | Z_j = 0) \hat{z}_0,$$

$$N_1 = \sum_{j=1}^{L} \{P(S_j = 1 | Z_j = 0) \hat{z}_0 + P(S_j = 1 | Z_j = 1) \hat{z}_1\},$$

$$N_2 = \sum_{j=1}^{L} \{P(S_j = 2 | Z_j = 0) \hat{z}_0 + P(S_j = 2 | Z_j = 1) \hat{z}_1 + P(S_j = 2 | Z_j = 2) \hat{z}_2\}$$

この解は

$$\hat{z}_0 = \frac{N_0}{\sum_{j=1}^{L} P(S_j = 0 | Z_j = 0)},$$

$$\hat{z}_1 = \frac{N_1 - \sum_{j=1}^{L} P(S_j = 1 | Z_j = 0)\hat{z}_0}{\sum_{i=1}^{L} P(S_j = 1 | Z_j = 1)},$$

$$\hat{z}_2 = \frac{N_2 - \sum_{j=1}^{L} \{P(S_j = 2 | Z_j = 0)\hat{z}_0 + P(S_j = 2 | Z_j = 1)\hat{z}_1\}}{\sum_{j=1}^{L} P(S_j = 2 | Z_j = 2)}$$

によって求められる．推定対象は確率値であり，0 から 1 の間の値である必要があるが，上記のモーメント推定では必ずしもその制約を満たすとは限らない．そこで，もし $\hat{z}_0 > 1$ ならば $\hat{z}_0 = 1$, $\hat{z}_1 = \hat{z}_2 = 0$ とする．また，もし $\hat{z}_0 < 0$ ならば，$\hat{z}_0 = 0$ とし，$\hat{z}_1$ を $\hat{z}_1/(\hat{z}_1 + \hat{z}_2)$, $\hat{z}_2$ を $\hat{z}_2/(\hat{z}_1 + \hat{z}_2)$ とそれぞれ置き直す．アレル頻度が未知であれば，サンプルからの推定量を用いる．ここで近交係数の推定の場合と同様に不偏推定量が用いられる．さらなる詳細は Purcell *et al.* (2007) を参照されたい．以上の IBD 確率の推定法は PLINK の—genome オプションによって実行できる．PLINK では $\hat{\pi}$ 統計量と呼ばれる親縁係数を 2 倍した量 $\hat{z}_1/2 + \hat{z}_2$ を出力する．推定された $\hat{z}_0$, $\hat{z}_1$, $\hat{z}_2$ と表 3.3 を見比べることで 2 個体間の関係性が推測できる．GWAS での関連解析では，無限サイトモデルのもとで，同型的アレル共有を同祖的アレル共有として期待し，疾患発症の原因とするが，近い血縁関係の個体がサンプル集団に混入していると，血縁状態が原因の同祖的アレル共有が疾患の要因として誤って報告される場合がある．この偽陽性を避けるために，遺伝学研究では 3 親等以内の血縁者を除外することがよく行われるが，特に地域住民コホートを用いた疫学研究ではこのような除外が行われないことがしばしばである．さらには，記録された血縁関係と遺伝的な血縁関係に相違がある場合もある（例えば未報告の養子縁組など）．ゲノムワイドな高密度 SNP データを用いることで近い血縁関係にあるペアを見出すことができる．見出されたペアの一方の個体をサンプルから除去することが行われている．特に $\hat{\pi}$ が 1 に近い場合は，一卵性双生児の場合のみならず，サンプルの重複が疑われる．

次に，3 通りの遺伝子型に対して形質値 μ_{AA}, μ_{Aa}, μ_{aa} が対応してい

表 3.6 2 個体 I, J の遺伝子型の同時分布 $P(G_1, G_2)$ と中心化された形質値の積

2 個体 $I, J(J, I)$ の遺伝子型	$P(G_1, G_2)$	I と J の中心化された形質値の積
AA, AA	$z_0 p^4 + z_1 p^3 + z_2 p^2$	$a_{AA} a_{AA}$
AA, Aa	$z_0 4p^3 q + z_1 2 p^2 q$	$a_{AA} a_{Aa}$
AA, aa	$z_0 2 p^2 q^2$	$a_{AA} a_{aa}$
Aa, Aa	$z_0 4 p^2 q^2 + z_1 (p^2 q + p q^2) + z_2 2 pq$	$a_{Aa} a_{Aa}$
Aa, aa	$z_0 4 p q^3 + z_1 2 p q^2$	$a_{Aa} a_{aa}$
aa, aa	$z_0 q^4 + z_1 q^3 + z_2 q^2$	$a_{aa} a_{aa}$

る場合を考える．これらは，遺伝子型を所与とした形質値の条件付き期待値である．まず $E(X) = E(Y) = \mu_{AA} p^2 + \mu_{Aa} 2pq + \mu_{aa} q^2$ である．これを μ とおき，各形質値を中心化したものを扱う．すなわち，$a_{AA} = \mu_{AA} - \mu$, $a_{Aa} = \mu_{Aa} - \mu$, $a_{aa} = \mu_{aa} - \mu$ とする．そのとき，IBD 確率 z_0, z_1, z_2 をもつ 2 個体間の形質値 X, Y の共分散は

$$\text{Cov}(X, Y) = E[\{X - E(X)\}\{Y - E(Y)\}]$$
$$= E[E\{(X - \mu)(Y - \mu) | G_1, G_2\}]$$

である．2 個体の遺伝子型の同時分布と中心化された形質値の積を表 3.6 にまとめた．

これを用いて整理することで

$$\text{Cov}(X, Y) = \left(\frac{1}{2} z_1 + z_2\right) \sigma_g^2 + z_2 \sigma_d^2$$

を得る．ここで，$\sigma_g^2 = 2\{p(p a_{AA} + q a_{Aa})^2 + q(p a_{Aa} + q a_{aa})^2\}$, $\sigma_d^2 = p^2 q^2 (a_{AA} - 2 a_{Aa} + a_{aa})^2$ である．σ_g^2, σ_d^2 はそれぞれ相加的遺伝分散，優性分散と呼ばれる量である．第 1 項に現れた $\frac{1}{2} z_1 + z_2$ は親縁係数の 2 倍となっていることに注意されたい．もし $\mu_{AA} = 0$, $\mu_{Aa} = 1$, $\mu_{aa} = 2$ であれば，$a_{AA} - 2 a_{Aa} + a_{aa} = \mu_{AA} - 2 \mu_{Aa} + \mu_{aa} = 0 - 2 + 2 = 0$ となり，$\sigma_d^2 = 0$ を得る．さらに $\sigma_g^2 = 2pq$ となる．これは SNP に対して一方のアレルの個数をコードしたものである．したがって，IBD 確率 z_0, z_1, z_2 をもつ 2 個体間の 0,1,2 コーディングによる共分散は，

$$\mathrm{Cov}(X, Y) = 4pq\phi \tag{3.3}$$

となる．ここで ϕ は 2 個体間の親縁係数である．

3.1.4 隠れマルコフモデルによる近交係数推定

前項までは IBD 状態を確率変数として扱ったが，SNP 間の依存性についてはモデリングをしていなかった．互いに近い位置に存在する SNPs 間は父母からの伝達の過程で染色体組換えが生じにくく，IBD 状態も維持されやすくなる．一方で，SNPs 間の距離が遠ければ独立な挙動に近くなる．このような DNA の伝達の過程をモデルに取り込むことで，より精密な IBD 推定が可能となるはずである．IBD 状態に隣接する SNPs 間の依存性を考慮したモデルがいつくつか提案されている．ここでは Leutenegger *et al.* (2003) が提案した隠れマルコフモデル（HMM: hidden Markov model）による手法を紹介する．

近いマーカー間では IBD 状態は相関が高く，他方で，マーカー間の距離が離れるにつれて IBD 状態は独立な振る舞いとなっていく．具体的には，個体 i について，SNP j が IBD か否かを表す変数 $F_{i,j}$ が 1 つ前の IBD 状態 $F_{i,j-1}$ に依存した 1 次のマルコフ連鎖モデルを導入した．このモデルのもとで，m 個の SNPs の IBD 状態 $F_{i,1}, F_{i,2}, \ldots, F_{i,m}$ の同時分布は次のように書ける．

$$P(F_{i,1}, F_{i,2}, \ldots, F_{i,m}) = \left\{ \prod_{j=2}^{m} P(F_{i,j}|F_{i,j-1}) \right\} P(F_{i,1})$$

ここで，$P(F_{i,j}|F_{i,j-1}) = P(F_{i,j})$ と隣接する $F_{i,j-1}$ と独立であれば，前項で述べた SNPs 間の依存性を考慮しないモデルとなる．Leutenegger らのモデルは次の推移確率をもつ．

$$P(F_{i,j}=1|F_{i,j-1}=1) = (1-e^{-\alpha t_j})f_i + e^{-\alpha t_j},$$
$$P(F_{i,j}=0|F_{i,j-1}=1) = (1-e^{-\alpha t_j})(1-f_i),$$
$$P(F_{i,j}=1|F_{i,j-1}=0) = (1-e^{-\alpha t_j})f_i,$$
$$P(F_{i,j}=0|F_{i,j-1}=0) = (1-e^{-\alpha t_j})(1-f_i) + e^{-\alpha t_j}$$

ここで t_j は SNP j と SNP $j-1$ との間の遺伝的距離（単位は centi Morgan）であり，f_i はゲノム全体の近交係数である．α は非負のパラメータであり，IBD 状態の遷移率を表す．SNPs 間の距離 t_j が小さければ，$e^{-\alpha t_j} \approx 1$ であり，したがって

$$P(F_{i,j}=1|F_{i,j-1}=1) \approx 1,$$
$$P(F_{i,j}=0|F_{i,j-1}=1) \approx 0,$$
$$P(F_{i,j}=1|F_{i,j-1}=0) \approx 0,$$
$$P(F_{i,j}=0|F_{i,j-1}=0) \approx 1$$

となり，隣接した SNPs 間の IBD 状態は推移しない．α が小さい場合も同様である．逆に，SNPs 間の距離 t_j が大きければ，$e^{-\alpha t_j} \approx 0$ であり，したがって

$$P(F_{i,j}=1|F_{i,j-1}=1) \approx f_i,$$
$$P(F_{i,j}=0|F_{i,j-1}=1) \approx 1-f_i,$$
$$P(F_{i,j}=1|F_{i,j-1}=0) \approx f_i,$$
$$P(F_{i,j}=0|F_{i,j-1}=0) \approx 1-f_i$$

となり，2つ SNPs 間での IBD 状態は独立で，確率 f_i で IBD となり，確率 $1-f_i$ で非 IBD となるような前項で述べたモデルと一致する．α が大きい場合も同様である．

$F_{i,j}$ ($j=1,\ldots,m$) は隠れ変数であり，実際に観察されるものは，これら m 個の SNPs に対応する個体 i の遺伝子型である．Leutenegger ら

表 **3.7** Leutenegger *et al.* (2003) のオート接合の状態 F が所与のもとでの個体 i の遺伝子型分布 $P(G|F)$. A/a はメジャー/マイナーアレルでそのアレル頻度はそれぞれ p, q. ここで添字 i と j は省略した. ϵ はタイピングエラー率である (Leutenegger の開発した FEstim プログラムでは, $\epsilon = 0.001$ をデフォルト値としている).

個体 i の遺伝子型	AA	Aa	aa
$P(G\|F=0)$	p^2	$2pq$	q^2
$P(G\|F=1)$	$(1-\epsilon)p + \epsilon p^2$	$\epsilon 2pq$	$(1-\epsilon)q + \epsilon q^2$

は $F_{i,j}$ が所与のもとでの遺伝子型の条件付き確率を, 表 3.1 のモデルに, タイピングエラーを考慮した表 3.7 のモデルを用いた.

IBD 状態 $F_{i,j}$ が所与のもとで, 個体 i の遺伝型は SNP 間で独立とすれば, 尤度関数は以下のように書ける.

$$\begin{aligned}
&P(G_{i,1}, \ldots, G_{i,m}) \\
&= \sum_{F_{i,1}, \ldots, F_{i,m} \in \{0,1\}^m} P(G_{i,1}, \ldots, G_{i,m} | F_{i,1}, \ldots, F_{i,m}) P(F_{i,1}, \ldots, F_{i,m}) \\
&= \sum_{F_{i,1}, \ldots, F_{i,m} \in \{0,1\}^m} \left\{ \prod_{j=1}^{m} P(G_{i,j} | F_{i,j}) \right\} \left\{ \prod_{j=2}^{m} P(F_{i,j} | F_{i,j-1}) \right\} P(F_{i,1})
\end{aligned}$$

この尤度関数を f_i および α について最大化することで, 最尤推定を行える.

尤度関数はバウムアルゴリズムにより計算できる. 第一ステップでは

$$R_1^*(x) = P(F_1 = x)$$

とする.

次に $k = 2, 3, \ldots, m$ について

$$R_k^*(x) = P(G_1, \ldots, G_{k-1}, F_k = x)$$
$$= \sum_{x^*=0}^{1} P(G_1, \ldots, G_{k-1}, F_k = x, F_{k-1} = x^*)$$
$$= \sum_{x^*=0}^{1} P(F_k = x, G_{k-1}|G_1, \ldots, G_{k-2}, F_{k-1} = x^*)$$
$$\times P(G_1, \ldots, G_{k-2}, F_{k-1} = x^*)$$
$$= \sum_{x^*=0}^{1} P(F_k = x|F_{k-1} = x^*)P(G_{k-1}|F_{k-1} = x^*)R_{k-1}^*(x^*)$$

を求める.以上の再帰的計算によって得られた $R_m^*(x)$ を用いて,尤度関数は次のように求められる.

$$L(f, \alpha) = P(G_1, \ldots, G_M)$$
$$= \sum_{x^*=0}^{1} P(G_1, \ldots, G_{M-1}, G_M, F_M = x^*)$$
$$= \sum_{x^*=0}^{1} P(G_M|G_1, \ldots, G_{M-1}, F_M = x^*)$$
$$\times P(G_1, \ldots, G_{M-1}, F_M = x^*)$$
$$= \sum_{x^*=0}^{1} P(G_M|F_M = x^*)R_m^*(x^*)$$

得られた尤度関数の f と α に関する最大化により最尤推定量を求める.

3.1.5 隠れマルコフモデルによる親縁係数推定

前項では,隠れマルコフモデルを用いた近交係数の推定について述べた.同様の隠れマルコフモデルは,親縁係数推定にも利用されている.まず,2個体間の IBD 共有アレルの個数 0,1,2 について 3 状態をもつマルコフ過程モデルを考える.Albrechtsen *et al.* (2009) は,微小区間では 0 から 2 の変化は生じないと仮定することで,推移律行列

$$Q = \begin{pmatrix} -\alpha z_1 & \alpha z_1 & 0 \\ \alpha z_0 & -\alpha(z_0 + z_2) & \alpha z_2 \\ 0 & \alpha z_1 & -\alpha z_1 \end{pmatrix}$$

をもつ連続マルコフ過程モデルを隠れ IBD 状態の推移モデルに用いた．ここで z_0, z_1, z_2 はそれぞれの IBD 共有個数確率であり，α は遷移率を表すパラメータである．Q に対応する，距離 t 分離れた 2 つの SNP 間の遷移確率 $T_{i,j} = P(Z_{s+t} = j | Z_s = i)$ $(i, j = 0, 1, 2)$ は，コルモゴロフの前向き方程式 $\frac{t}{dt}T = TQ$ を解くことで

$$T = \begin{pmatrix} 1 - (1-e^{-\alpha t})z_1 - T_{0,2} & (1-e^{-\alpha t})z_1 & T_{0,2} \\ (1-e^{-\alpha t})z_0 & (1-e^{-\alpha t})z_1 + e^{-\alpha t} & (1-e^{-\alpha t})z_2 \\ T_{2,0} & (1-e^{-\alpha t})z_1 & 1 - (1-e^{-\alpha t})z_1 - T_{2,0} \end{pmatrix}$$

という形を得る．ここで

$$T_{0,2} = \frac{e^{-\alpha z_1 t} z_2}{z_1 - 1} + e^{-\alpha t} z_1 + \frac{e^{-\alpha t} z_0 z_1}{z_1 - 1} + z_2$$

および

$$T_{2,0} = \frac{e^{-\alpha z_1 t} z_0}{z_1 - 1} + e^{-\alpha t} z_1 + \frac{e^{-\alpha t} z_2 z_1}{z_1 - 1} + z_0$$

である．t が小さい場合，あるいは α が小さい場合には

$$T \approx \begin{pmatrix} 1 & 0 & 0 \\ 0 & 1 & 0 \\ 0 & 0 & 1 \end{pmatrix}$$

となり，推移が生ぜず，同一の IBD 状態にとどまる．また，t が大きい場合，あるいは α が大きい場合には

$$T \approx \begin{pmatrix} z_0 & z_1 & z_2 \\ z_0 & z_1 & z_2 \\ z_0 & z_1 & z_2 \end{pmatrix}$$

となり，独立性を仮定した場合と一致する．

2個体 i, i' の j 番目の SNP における遺伝子型を $G_{ii',j}$ で表せば，尤度関数は次式で与えられる．

$$\begin{aligned}
&P(G_{ii',1},\ldots,G_{ii',m}) \\
&= \sum_{Z_1,\ldots,Z_m \in \{0,1,2\}^m} P(G_{ii',1},\ldots,G_{ii',m}|Z_1,\ldots,Z_m)P(Z_1,\ldots,Z_m) \\
&= \sum_{Z_1,\ldots,Z_m \in \{0,1,2\}^m} \left\{\prod_{j=1}^m P(G_{ii',j}|Z_j)\right\}\left\{\prod_{j=2}^m P(Z_j|Z_{j-1})\right\} P(Z_1)
\end{aligned}$$

Albrechtsen et al. (2009) はさらに，タイピングエラーの考慮も行い，また，連鎖不平衡を勘案するために，放出確率 $P(G_{ii',j}|Z_j)$ が近傍の遺伝子型 $G_{ii',k}$ に依存させた $P(G_{ii',j}|,G_{ii',k},Z_j)$ で代替する方法を提案している．ここで IBD 状態は $Z_j = Z_k$ としている．

3.1.6 集団階層化

ケース・コントロール研究における関連解析は，罹患者サンプルと非罹患者サンプルの遺伝子型（またはアレル頻度）を比較するが，罹患者集団と非罹患者集団が異なる民族集団や地域集団から採取された場合，遺伝子型頻度に民族差や地域差がある領域において，偽の関連性が報告されてしまうという懸念がある．遺伝的な民族差は記録に頼るよりも，ゲノムワイド SNP データを用いた推測のほうがより正確な結果を得られる可能性がある．最もよく用いられているものは主成分分析である．

n 個体について m 個の SNP データが得られているとする（$n < m$ を仮定する）．G_{ij} を個体 i の j 番目の SNP の一方のアレルの個数（$0,1,2$）とする．$G = (G_{ij})$ を $n \times m$ 行列とし，$\bar{G}_j = \sum_{i=1}^n G_{ij}/n$ を j 列の平均とする．$\hat{p}_j = \bar{G}_j/2$ はマイナーアレル頻度であり，これらを用いて，G を次のように標準化する．

$$M_{ij} = \frac{G_{ij} - \bar{G}_j}{\sqrt{\hat{p}_j(1-\hat{p}_j)}}$$

分母は，ハーディ・ワインベルグ平衡の仮定のもとで導かれた標準偏差に

対応する.次に,標準化された $n \times m$ 行列 $M = (M_{ij})$ に対し

$$X = \frac{1}{m} MM^T \tag{3.4}$$

を計算し,この $n \times n$ 行列 X に関して主成分分析を行う.第一主成分と第二主成分のプロットは,民族集団の地理的分布と一致することが報告されており(Novembre et al., 2008),実際の GWAS においても民族集団を分離する変数の構築に役立っている.例えば,上位固有値に対応する主成分スコアを回帰モデルの共変量として調整項に含める関連解析(Price et al., 2006)は現在でも広く用いられている.具体的には,ある SNP j における遺伝子型 $g_j \in \{0, 1, 2\}$ とある形質値 y との間の関連性の有無を検定したいときに,線形回帰モデル

$$y = \beta_{0j} + g_j \beta_{1j} + Z\gamma + \epsilon$$

において帰無仮説 $H_0 : \beta_{1j} = 0$ の検定を行う.ここで Z は,X から得られた上位 r 個の主成分スコアである.疾患などの 2 値形質の場合にもロジスティック回帰を用いて同様に調整を行う.

上位いくつの主成分を用いるべきかという点については議論の余地がある.Patterson et al. (2006) はトレーシー・ウィダム分布(Tracy-Widom distribution)に基づく仮説検定による手法を提案している.M の各要素が独立な標準正規分布からの確率変数の場合には,MM^T/m が Wishart 分布に従い,その最大固有値が近似的にトレーシー・ウィダム分布に従う事実を利用した手法である.M の列間(つまり SNP 間)の独立性の仮定は密な SNP データへの適用において非現実な仮定である.Patterson らは連鎖不平衡の影響を勘案するための補正法を提案している.しかしながら,SNP 間の独立性をより確実に担保するために,SNP の間引きを行うことが推奨されている.間引きの実施は PLINK に実装された機能を用いれば容易である.

近年では,混合効果モデルも利用されつつある.この手法では,j 番目の SNP の効果を検討するために以下のモデルを用いる.

$$y = \beta_{0j} + g_j\beta_{1j} + u + \epsilon$$

ここで $u \sim N(0, \sigma_g^2 K)$ は変量効果を表し，K は n 個体間の血縁の類似度を表す $n \times n$ 行列，σ_g^2 は変量効果の分散である．上記の混合効果モデルは以下の議論によって導かれる．j 番目の SNP の効果の有無を検討するため，まず，標準化された m 個の SNP 遺伝子型ベクトル $W_{ik} = 2^{-1/2}M_{ik}$ を用いた回帰モデル

$$y = \beta_{0j} + g_j\beta_{1j} + \sum_{k=1}^{m} W_k\eta_k + \epsilon$$

を考える．回帰係数に $\eta = (\eta_1, \ldots, \eta_m)^T \sim N(0, m^{-1}\sigma_g^2 I)$ という変量効果を仮定すると，$u = \sum_{k=1}^{m} W_k\eta_k$ とおくことで $K = MM^T/(2m) = WW^T/m$ をもつ変量効果 $u \sim N(0, \sigma_g^2 K)$ が得られる．$n \times n$ 行列 K の第 (i, i') 成分は

$$\frac{1}{m}\sum_{j=1}^{m} \frac{(G_{ij} - \bar{G}_j)(G_{i'j} - \bar{G}_j)}{2\hat{p}_j(1-\hat{p}_j)}$$

であり，個体 i と i' の間の遺伝的類似度と解釈できる．

混合効果モデルのパラメータ推定には，最尤推定や制限付き最尤法が利用される．GWASにおいては，EMMAX や FaST-LMM などのソフトウェアを用いることで実行可能である（Kang *et al.*, 2010; Lippert *et al.*, 2011）．なお，集団構造を変量効果として扱うべきか，固定効果として扱うべきかには議論がある．

3.2 遺伝的インピュテーション

インピュテーションは，各個体の直接観察されていない遺伝子型を予測する技術であり，実際の GWAS において広く用いられている（Marchini & Howie, 2010）．多くの場合，HapMap や 1000 人ゲノムプロジェクトにおいて多民族集団から採取されたハプロタイプセットを参照として利

用し，個体の遺伝子型と一致度の高いハプロタイプを抽出することで，タイピングされていない遺伝子型をインピュートする．ハプロタイプセットは，全ゲノムにわたって取られた大規模なものである．例えば，1000人ゲノムプロジェクトのハプロタイプセットは，1千万個以上のバリアントからなる．このようにデータは非常に大規模であるが，実用においては全ゲノムで一度に行うのではなく，染色体を細かく分割した狭い領域内でインピュテーションを行い，これを各領域について順番に行う，という手順が取られる．事前に，参照ハプロタイプセットとインピュートしたいデータ間のゲノムのバージョン（NCBI build）を統一しておく必要がある．ストランド判定が困難なSNPは通常除外される．その後，通常の関連解析と同様に，インピュートされた遺伝子型を用いて形質との関連性が調べられる．インピュテーションを行う際に形質値の情報は用いない．

インピュテーションの手法はいくつか存在するが，特にIMPUTE2やMaCHなどの広く用いられている手法は，隠れマルコフモデルに基づくモデルが利用されている．以下ではIMPUTE v1でのモデルを，Marchini & Howie (2010)に沿って説明する．L個の常染色体上のSNPが得られており，それぞれのSNPの2つのアレルが0, 1とコードされているとする．$H = \{H_1, \ldots, H_N\}$, $H_i = \{H_{i1}, \ldots, H_{iL}\}$をこの$L$個のSNPにおける$N$個のハプロタイプセットとし，$G$を$K$個体の$L$個の遺伝子型データとする．個体$i$の遺伝子型データは$G_i = \{G_{i1}, \ldots, G_{iL}\}$と書ける．ここで$G_i$はアレル1の個数$\{0, 1, 2\}$, あるいは欠測のいずれかとなる．IMPUTE v1で用いられるモデルは，Hが与えられたもとでの，個体iの遺伝子型ベクトルG_iの条件付き確率を，以下の隠れマルコフモデルで表現するものである．

$$P(G_i|H, \theta, \rho) = \sum_{Z_j} P(G_i|Z_j, \theta) P(Z_j|H, \rho)$$

ここで$Z_j = \{Z_{i1}, \ldots, Z_{iL}\}$, $Z_{ij} = \{Z_{ij,1}, Z_{ij,2}\}$, $Z_{ij,l} \in \{1, \ldots, N\}$である．$Z_{ij}$は，個体$i$のSNP jにおけるハプロタイプの組を表し，参照ハプロタイプセットからのコピーであり，遺伝子型G_iを構成する隠れ

変数である．$P(Z_j|H,\rho)$ は，DNA 配列に沿ってどのようにハプロタイプがコピーされるかをモデル化している．ここではマルコフ連鎖により定義され，状態の切り替えは組換え率パラメータ ρ により規定される．$P(G_i|Z_j,\theta)$ は，Z_j が所与のもとで遺伝子型 G_i が観察される確率であるが，参照ハプロタイプからのコピーの際に，突然変異によって異なる遺伝子型が観察されることを許している．ここで θ は突然変異パラメータである．IMPUTE v1 の改良版である IMPUTE2 では，IMPUTE v1 のモデルを基礎に用い，より高速かつ高精度なインピュテーションを実現している．

目標は，欠測となった SNP のインピュテーションであり，上記の確率モデルのもとで，ハプロタイプセットを所与としたときの欠測となった SNP 遺伝子型の事後確率が算出される．

大規模 GWAS データへの実施においては，計算量を削減するため，インピュート目標の個体に事前にフェージングを行う方法が提案されている．このフェージングには SHAPEIT や MaCH などのソフトウェアを用い，その後は IMPUTE2 や minimac などによってインピュテーションを行う．

IMPUTE2 や MaCH によるインピュートされた各 SNP にはインピュテーションの品質を示すスコアが付与される．この値が高いほどインピュテーションの精度が良いことを示し，逆に値が低ければ精度が悪い．一般に，スコアが低いものはその後の解析から除外される．

インピュテーションによって，マーカーがより密となり，検出力の向上，原因バリアントの同定が促進される．さらには，異なるプラットホームでタイピングされたデータを統合することで，メタアナリシスも実施可能となる．

明らかに，インピュテーションの精度は，参照ハプロタイプセットの精度に依存する．参照ハプロタイプは，HapMap や 1000 人ゲノムプロジェクトデータから推定（フェージング）されたものであり，不確かさが存在する．特に，トリオ家系を用いずフェージングされた HapMap の JPT-CHB（東京の日本人と北京の漢民族系中国人）データは，トリオ家系が

用いられた CEU（北ヨーロッパや西ヨーロッパから来た祖先をもつ米国ユタ州の住民）や YRI（ナイジェリア，イバダンのヨルバ族）よりもインピュテーション精度が落ちることが報告されており，国内の日本人検体にインピュテーションを実施する際には注意が必要である．さらには稀な SNP についてもインピュテーション精度は悪化することも知られている．

1000 人ゲノムプロジェクトデータを参照ハプロタイプに用いた場合は，出力ファイルは百ギガバイトほどの大きさとなることもあり，多くの計算リソースを消費する．最近，Howey & Cordell (2014) は，参照ハプロタイプセットを用いることなく，手元のデータのみを用いた新たな AI (aritificial-imputation) 検定を開発し，インピュテーションを行った場合と同等の効果が発揮されることを示している．AI 検定は，各 SNP x_1 について（アンカー SNP）と呼び，アンカー SNP の近傍にある SNP x_2（パートナー SNP）を用いて，2 変量回帰モデル

$$y = x_1\beta_1 + x_2\beta_2 + \epsilon$$

を当てはめ，帰無仮説 $H_0 : \beta_1 \neq 0$ を検定する．どの単独の SNP（アンカー SNP）も要因バリアントと十分に相関しておらず（十分にタグ化されていない），一変量解析では発見できないものを，近傍にある SNP の助けを借りて発見を促進するという発想である．現行の商用 SNP パネルはヨーロッパ系集団に特化してデザインされているため，他民族集団へのタグ化は十分でない．例えば，比較的連鎖不平衡が低いアフリカ系集団への適用には有用と考えられる．ここで明らかに，どのような SNP をパートナー SNP に用いればよいかが重要となってくる．彼らは事前に数値実験を行って，各 SNP をスコアリングし，アンカー SNP との相関係数に応じて，最も高いスコアを与える SNP をパートナー SNP として算出する方法を採用した．スコアは数値実験を用いて決められた．まず，アンカー SNP，要因 SNP，パートナー SNP の 3 つの SNP のハプロタイプを考え，これらの 8 つのハプロタイプ頻度（2^3 通り）を乱数によって多数生成し，それぞれのハプロタイプ頻度のもとで遺伝子型データを人工的に発生させる．その後，各データに対して，アンカー SNP のみによる検

定に比べて AI 検定がより強力となるアンカー SNP とパートナー SNP の相関を見出し，スコアを決定するという流れである．アンカー SNP とパートナー SNP の間の相関の評価は，ウェレク・ジーグラー相関係数（Wellek & Ziegler, 2009）を用いる．結果として，相関が 0.257 から 0.357 の間の中程度の相関をもつ SNP に最も高いスコアが付与されることとなった．これは，アンカー SNP とあまりにも相関が高い SNP をパートナー SNP として用いると，アンカー SNP 単独の場合から追加される情報は多くなく，他方でアンカー SNP とほとんど相関しない SNP をパートナー SNP として用いると，アンカー SNP 単独での検定とさほど違わず，結果としていずれの場合も検出力の向上にはさほど貢献しない，という直感に一致する．愚直に，帰無仮説 $H_0: \beta_1 \neq 0$ の検定で最も有意差がでる SNPx_2 をパートナー SNP に選ぶという手段をとれば，形質値 y に依存した選択となり，偽陽性率を制御できなくなる．一方で，Howey & Cordell (2014) で用いられたスコアはアンカー SNP とのウェレク・ジーグラー相関係数に基づいて算出されており，形質値の情報（つまり y）は用いていないことから，偽陽性率への影響はない．AI 検定は Snip-Snip というフリーソフトウェアに実装されており，PLINK 形式ファイルを入力することで容易に利用できる．

3.2.1 ウェレク・ジーグラー相関係数

アレル 1/2，a/b をそれぞれもつ 2 つの SNP を考える．その頻度を表 3.8 に与えた．

ピアソンの相関係数は次式の量によって与えられる．

$$\rho = \frac{h_{1a}h_{2b} - h_{1b}h_{2a}}{\sqrt{(h_{1a}+h_{1b})(h_{1a}+h_{2a})(h_{1b}+h_{2b})(h_{2a}+h_{2b})}}$$

ここで h_{1a}, h_{1b}, h_{2a}, h_{2b} は対応するハプロタイプ頻度である．ヒトなどの 2 倍体生物においては，観察できるのはハプロタイプではなく相が不明のディプロタイプである．そのため，ハプロタイプに基づく ρ や D' は直接の観察から計算できず，最尤推定などを用いた推定量が用いられる．一方，ウェレク・ジーグラー相関係数（Wellek & Ziegler, 2009）は，

3.2 遺伝的インピュテーション

表 3.8 SNP1 のアレル 1/2, SNP2 のアレル a/b であるときのハプロタイプ頻度と周辺頻度

SNP1/SNP2	a	b	周辺頻度
1	h_{1a}	h_{1b}	$h_{1a} + h_{1b}$
2	h_{2a}	h_{2b}	$h_{2a} + h_{2b}$
周辺頻度	$h_{1a} + h_{2a}$	$h_{1b} + h_{2b}$	1

第一 SNP の遺伝子型が 11 であれば 0, 12 であれば 1, 22 であれば 2 とコードした変数を X, 第二 SNP の遺伝子型が aa であれば 0, ab であれば 1, bb であれば 2 とコードした変数を Y, と定義した際の, X と Y の間のピアソンの相関係数

$$R = \frac{\mathrm{Cov}(X,Y)}{\sqrt{\mathrm{Var}(X)\,\mathrm{Var}(Y)}}$$

によって定義される.

ここで, 1つの染色体上のアレル 2 とアレル B の個数を A_1, B_1, もう一方の染色体上のアレル 2 とアレル B の個数を A_2, B_2 でそれぞれ表すことで

$$(X, Y) = (A_1 + A_2, B_1 + B_2)$$

と書ける. $Z = (X, Y)^T$ とおいて, 共分散行列

$$C = \mathrm{Cov}(Z) = \begin{pmatrix} \mathrm{Var}(X) & \mathrm{Cov}(X,Y) \\ \mathrm{Cov}(X,Y) & \mathrm{Var}(Y) \end{pmatrix}$$

を考える. 2次元ベクトル $F = (A_1, B_1)^T$, $M = (A_2, B_2)^T$ を定義し, F と M の共分散行列 $C = \mathrm{Cov}(F, M) = (C_{ij})$ (2×2 行列) を考えると, $Z = F + M$ であるが, ハーディ・ワインベルグ平衡のもとで, 2つの染色体は独立であることから F と M が独立となり, $C = \mathrm{Cov}(F + M) = \mathrm{Cov}(F) + \mathrm{Cov}(M) = 2\,\mathrm{Cov}(F)$ を得る. ここで

表 3.9 SNP1 のアレル 1/2，SNP2 のアレル a/b であるときの遺伝子型頻度

SNP1/SNP2	$aa(=0)$	$ab(=1)$	$bb(=2)$	周辺頻度
$11(=0)$	π_{00}	π_{01}	π_{02}	π_{0+}
$12(=1)$	π_{10}	π_{11}	π_{12}	π_{1+}
$22(=2)$	π_{20}	π_{21}	π_{22}	π_{2+}
周辺頻度	π_{+0}	π_{+1}	π_{+2}	1

表 3.10 ハーディ・ワインベルグ平衡のもとでの SNP1 のアレル 1/2，SNP2 のアレル a/b であるときの遺伝子型頻度

SNP1/SNP2	$aa(=0)$	$ab(=1)$	$bb(=2)$	周辺頻度
$11(=0)$	h_{1a}^2	$2h_{1a}h_{1b}$	h_{1b}^2	$(h_{1a}+h_{1b})^2$
$12(=1)$	$2h_{1a}h_{2a}$	$2h_{1a}h_{2b}+2h_{1b}h_{2a}$	$2h_{1b}h_{2b}$	$2(h_{1a}+h_{1b}) \times (h_{2a}+h_{2b})$
$22(=2)$	h_{2a}^2	$2h_{2a}h_{2b}$	h_{2b}^2	$(h_{2a}+h_{2b})^2$
周辺頻度	$(h_{1a}+h_{2a})^2$	$2(h_{1a}+h_{2a}) \times (h_{1b}+h_{2b})$	$(h_{1b}+h_{2b})^2$	1

$$\mathrm{Cov}(F) = \begin{pmatrix} \mathrm{Var}(A_1) & \mathrm{Cov}(A_1,B_1) \\ \mathrm{Cov}(B_1,A_1) & \mathrm{Var}(B_1) \end{pmatrix}$$

$$= \begin{pmatrix} (h_{1a}+h_{1b})(h_{2a}h_{2b}) & h_{1a}h_{2b}-h_{1b}h_{2a} \\ h_{1a}h_{2b}-h_{1b}h_{2a} & (h_{1a}+h_{2a})(h_{1b}h_{2b}) \end{pmatrix}$$

であるから，ハーディ・ワインベルグ平衡のもとで，$\rho = R$ であることがわかる．

サンプルからの R の計算は次のように行う．まず，2つ SNP の個体 i のマイナーアレルの個数の同時分布を $P(X_i=j, Y_i=k)=\pi_{jk}$ ($j,k=0,1,2$) とし，$\pi_{+k}=\sum_{j=0}^{2}\pi_{jk}$，$\pi_{j+}=\sum_{k=0}^{2}\pi_{jk}$ とおく．$\pi=(\pi_{jk})$ を9次元ベクトルとする．2つの SNP における遺伝子型分布とそのハーディ・ワインベルグ平衡のもとでの頻度を表 3.9，表 3.10 にそれぞれ与えた．

$$r(\pi) = \frac{c(\pi)}{\sqrt{v_1(\pi)v_2(\pi)}}$$

とおく．ここで

$$c(\pi) = \sum_{j=0}^{2}\sum_{k=0}^{2} ij\pi_{jk} - e_1(\pi)e_2(\pi),$$

$$e_1(\pi) = \sum_{j=0}^{2} j\pi_{j+}, \quad e_2(\pi) = \sum_{k=0}^{2} k\pi_{+k},$$

$$v_1(\pi) = \sum_{j=0}^{2} j^2 \pi_{j+} - e_1^2(\pi), \quad v_2(\pi) = \sum_{k=0}^{2} k^2 \pi_{+k} - e_2^2(\pi)$$

観察された遺伝子型データを $N_{jk} = \#\{i : X_i = j, Y_i = k\}$ と表せば,最尤推定量は $\hat{\pi}_{jk} = N_{jk}/n$ である.ここで $n = \sum_{j=0}^{2}\sum_{k=0}^{2} N_{jk}$.そのときサンプルからの計算は $R = r(\hat{\pi})$ となる.漸近分散は, N_{jk} が多項分布に従うこととデルタ法を用いて以下のように導くことができる.

$$\begin{aligned}
&\mathrm{Var}(R) \\
&= \frac{1}{n}\Bigg(\sum_{j=0}^{2}\sum_{k=0}^{2}\bigg[\frac{jk - je_2(\pi) - ke_1(\pi)}{v_1^{1/2}(\pi)v_2^{1/2}(\pi)} \\
&\qquad - \frac{1}{2}r(\pi)\bigg\{\frac{j(j-2e_1(\pi))}{v_1(\pi)} + \frac{k(k-2e_2(\pi))}{v_2(\pi)}\bigg\}\bigg]^2 \pi_{jk} \\
&\quad - \bigg[\sum_{j=0}^{2}\sum_{k=0}^{2}\bigg\{\frac{jk - je_2(\pi) - ke_1(\pi)}{v_1^{1/2}(\pi)v_2^{1/2}(\pi)} \\
&\qquad - \frac{1}{2}r(\pi)\bigg(\frac{j(j-2e_1(\pi))}{v_1(\pi)} + \frac{k(k-2e_2(\pi))}{v_2(\pi)}\bigg)\bigg\}\pi_{jk}\bigg]^2\Bigg)
\end{aligned}$$

データからの推定量も陽な形に書けるため,最尤推定などによる方法に比べて計算上の利点がある.

ρ(あるいは D')は,ハーディ・ワインベルグ平衡が成立しているという仮定のもとで算出される尺度である.つまりフェージングが必要となる.しかしながら,ハーディ・ワインベルグ平衡が成り立たない場合に算出された ρ(あるいは D')の解釈は難しくなる.一方で,ウェレク・ジーグラー相関係数は X と Y の間の一般的なピアソンの相関係数であり,ハーディ・ワインベルグ平衡が成り立たない場合であっても通常の相関係数として解釈できることから,より柔軟な統計量といえる.

3.3 SNPデータを用いた遺伝率推定

遺伝率とは形質の分散において,遺伝的要素の貢献度合いとして定義されるものである.伝統的には,双子研究などによる家系に基づく血縁性を利用して,期待される形質の分散の理論を利用して推定を行っていた.近年では,ゲノムワイドなSNPデータが入手できるようになり,SNPデータでの個体間の類似性に基づいて遺伝率を推定する手法が開発された(Yang et al., 2010).ここで利用されるモデルは混合効果モデルである.

$$y = X\beta + W\eta + \epsilon \tag{3.5}$$

X は性別や年齢などの q 次元共変量ベクトルからなる計画行列,$W_{ij} = \{2\hat{p}_j(1-\hat{p}_j)\}^{-1/2}(G_{ij} - \bar{G}_j)$ は標準化されたSNP遺伝子型データ,$\eta \sim N(0, m^{-1}\sigma_g^2 I)$ は遺伝的効果を表す変量効果ベクトル,$\epsilon \sim N(0, \sigma_e^2 I)$ は η と独立な誤差項である.共変量に対する回帰係数ベクトル β は固定効果として扱う.前項と同様に,$u = W\eta$ とおけば

$$y = X\beta + u + \epsilon \tag{3.6}$$

$u \sim N(0, \sigma_g^2 K)$, $K = WW^T/m$ となる.K は n 個体間のIBS遺伝的類似性を表す血縁行列と解釈できる.まず,$\mathrm{Cov}(y) = \sigma_g^2 K + \sigma_e^2 I$ であることに注意したい.この変量効果モデルのもとで,σ_g^2 は相加的遺伝分散と解釈でき

$$h^2 = \frac{\sigma_g^2}{\sigma_g^2 + \sigma_e^2}$$

は(狭義の)遺伝率となる.σ_g^2 および σ_e^2 は,最尤法や制限付き最尤法によって推定できる.完全対数尤度関数は,$y \sim N(X\beta, \sigma_g^2 H)$ より

$$\begin{aligned}&l_F(y, \beta, \sigma_g^2, \delta) \\ &= \frac{1}{2}\left\{-n\log(2\pi\sigma_g^2) - \log|H| - \frac{1}{\sigma_g^2}(y - X\beta)^T H^{-1}(y - X\beta)\right\}\end{aligned}$$

ここで $H = K + \delta I$, $\delta = \sigma_e^2/\sigma_g^2$ とおいた. $\delta > 0$ を与えると, 完全対数尤度関数の最大化によって $\hat{\beta} = (X^T H^{-1} X)^{-1} X^T H^{-1} y$ と $\hat{\sigma}_g^2 = (y - X\hat{\beta})^T H^{-1} (y - X\hat{\beta})/n$ を得る. また制限付き対数尤度関数は

$$l_R(y, \sigma_g^2, \delta) = \frac{1}{2}\left\{-(n-q)\log(2\pi\sigma_g^2) - \log|H| - \frac{1}{\sigma_g^2}(y - X\hat{\beta})^T H^{-1} (y - X\hat{\beta}) + \log|X^T X| - \log|X^T H^{-1} X|\right\}$$

であり, この最大化によって $\hat{\sigma}_g^2 = (y - X\hat{\beta})^T H^{-1} (y - X\hat{\beta})/(n-q)$ を得る. 得られた最大値を対数尤度関数 l_F, または制限付き対数尤度関数 l_R に代入し, 残る δ の最大化を行いそれぞれの推定量を求める.

次に, 一般的な線形混合モデル $y = X\beta + Zu + \epsilon$ を考える. ここで X と Z は既知の行列, ϵ は誤差ベクトルである. X の回帰係数ベクトル β は固定効果, Z の回帰係数ベクトル u は変量効果として扱い

$$\begin{pmatrix} u \\ \epsilon \end{pmatrix} \sim N\left(\begin{pmatrix} 0 \\ 0 \end{pmatrix}, \begin{pmatrix} A & 0 \\ 0 & R \end{pmatrix}\sigma^2\right)$$

とする. そのとき β と u の最良線形不偏予測子 (BLUP: best linear unbiased predictor) は以下の方程式の解 $\hat{\beta}$ と $\hat{u}$ で与えられる (Robinson, 1991).

$$\begin{pmatrix} X^T R^{-1} X & X^T R^{-1} Z \\ Z^T R^{-1} X & Z^T R^{-1} Z + A^{-1} \end{pmatrix} \begin{pmatrix} \hat{\beta} \\ \hat{u} \end{pmatrix} = \begin{pmatrix} X^T R^{-1} y \\ Z^T R^{-1} y \end{pmatrix}$$

これより, モデル (3.5) では, $\sigma^2 = \sigma_g^2, Z = W, R = \delta I, A = m^{-1} I$ として, 対応する BLUP $\hat{\beta}$, $\hat{\eta}$ は以下の方程式の解となる.

$$\begin{pmatrix} X^T X & X^T W \\ W^T X & W^T W + m\delta I \end{pmatrix} \begin{pmatrix} \hat{\beta} \\ \hat{\eta} \end{pmatrix} = \begin{pmatrix} X^T y \\ W^T y \end{pmatrix}$$

これはリッジ回帰の推定方程式である. 一方, モデル (3.6) では, $\sigma^2 = \sigma_g^2, Z = I, R = \delta I, A = m^{-1} WW^T$ として, BLUP $\hat{\beta}$, $\hat{u}$ は以下の方程式

の解で与えられる．

$$\begin{pmatrix} X^T X & X^T \\ X & I + m\delta(WW^T)^{-1} \end{pmatrix} \begin{pmatrix} \hat{\beta} \\ \hat{u} \end{pmatrix} = \begin{pmatrix} X^T y \\ y \end{pmatrix}$$

Robinson (1991) より，モデル (3.5)，モデル (3.6) の BLUP $\hat{\beta}$ は等しくなり，以下で与えられる．

$$\hat{\beta} = \{X^T(\delta I + WW^T)^{-1}X\}^{-1}X^T(WW^T + \delta I)^{-1}y$$

$\xi = m\delta$ とおくことで，さらに Robinson (1991) から $\hat{\eta}$ は

$$\hat{\eta} = (W^T W + \xi I)^{-1} W^T \\ \times \left[I - X\{X^T(\xi I + WW^T)^{-1}X\}^{-1}X^T(\xi I + WW^T)^{-1} \right] y$$

と表せ，また $\hat{u}$ は

$$\hat{u} = \{I + (\xi^{-1}WW^T)^{-1}\}^{-1} \\ \times \left[I - X\{X^T(\xi I + WW^T)^{-1}X\}^{-1}X^T(\xi I + WW^T)^{-1} \right] y$$

となる．実は $W\hat{\eta} = \hat{u}$ の関係にある．そのためには，$W(W^T W + \xi I)^{-1}W^T = \{I + (\xi^{-1}WW^T)^{-1}\}^{-1}$ が成立していなければならないが，ウッドブリー公式より

$$W(\xi I + W^T W)^{-1}W^T = \xi^{-1}W\{I - \xi^{-1}W^T(I + \xi^{-1}WW^T)^{-1}W\}W^T \\ = \xi^{-1}WW^T(I + \xi^{-1}WW^T)^{-1}$$

を得る．さらに，$(I + \xi^{-1}WW^T)^{-1} = (\xi^{-1}WW^T)^{-1}\{(\xi^{-1}WW^T)^{-1} + I\}^{-1}$ であることから，$W\hat{\eta} = \hat{u}$ であることがわかる．以上より，BLUP 推定量はリッジ回帰の枠組みでも捉えることができる．

3.4 集団構造または家系構造がある場合の ケース・コントロール関連解析

通常の GWAS におけるケース・コントロール研究では，一定以上の血縁性が観察された個体を除外することが行われるが，通常，サンプルの削減は検出力の低下を招く．集団構造を考慮したケース・コントロール関連解析法が提案されており，サンプルを削除せず解析できる．以下ではROADTRIPS（Thornton & McPeek, 2010）法を紹介する．

いま $g_{ij} \in \{0,1,2\}$ を個体 i の MAF が p_j である SNPj におけるマイナーアレルの個数とする．$Y_{ij} = g_{ij}/2$ とおき，$Y_j = (Y_{1j}, \ldots, Y_{nj})^T$ とする．各個体にはケース・コントロールの状態が付随しているが，ケース・コントロール研究では固定されており，遺伝子型を確率変数として扱う．関連研究における帰無仮説，すなわち SNP とケース・コントロール状態に関連がない，という条件下で，$E(Y_j) = p_j 1$ が成り立つ．ここで 1 は n 次元ベクトル $(1, \ldots, 1)^T$ である．さらに，帰無仮説のもとで $\mathrm{Cov}(Y_j) = \sigma_j^2 \Psi$ を仮定する．ここで σ_j^2 は集団構造がない場合の非近交系個体の Y_j の分散，Ψ はある血縁性行列である．もし，ハーディ・ワインベルグ平衡が成り立っていれば，$\sigma_j^2 = p_j(1-p_j)/2$ となる．σ_j^2 のある推定量を $\hat{\sigma}_j^2$ と表すことで，集団構造または家系構造がある場合のケース・コントロール関連解析のための検定統計量は以下の一般的な形で与えられる．

$$\frac{(V^T Y_j)^2}{\hat{\sigma}_j^2 V^T \Psi V}$$

ここで V は $V^T 1 = 0$ を満たす非ゼロの長さ n の固定されたベクトルである．分母は帰無仮説のもとでの $V^T Y$ の分散の推定量であり，上の統計量によって自由度1のカイ2乗分布を帰無分布とした仮説検定を行うことができる．

p_j が未知であれば，観察されたアレル頻度を用いる．あるいは，構造が既知の場合は，最良不偏予測子を用いることもできる．既知の家系構造があれば，$\Psi = \Phi$ とおくことで血縁性を補正した検定統計量が得られる．ここで Φ は式 (3.2) と，(3.3) から得られる次の血縁行列である．

$$\Phi = \begin{pmatrix} 1+f_1 & 2\phi_{12} & \cdots & 2\phi_{1n} \\ 2\phi_{21} & 1+f_2 & \cdots & 2\phi_{2n} \\ \vdots & \cdots & \cdots & \vdots \\ 2\phi_{n1} & 2\phi_{n2} & \cdots & 1+f_n \end{pmatrix}$$

f_i は個体 i の近交係数,ϕ_{ij} は個体 i と j の間の親縁係数である.1_c を,個体 i がケースであれば i 番目の要素は 1,コントロールであれば 0 をとる n 次元ベクトルとする.またケースの数を $n_c = 1^T 1_c$ とおく.そのとき,

$$V = 1_c - \frac{n_c}{n} 1$$

とおけば,血縁性を補正したピアソンのカイ 2 乗統計量とアーミテージ傾向検定統計量が導かれる.集団構造がなく,さらに各個体間に全く血縁性がなければ $\Psi = I$ となり,通常のピアソンのカイ 2 乗統計量やアーミテージ傾向検定統計量となる.その他のベクトルを V に用いることで,異なる統計量を導くことができる.

未知の構造がある場合には,上述の補正は十分に機能せず,偽陽性を生み出す.その場合,Ψ を適当な推定量で置き換える手段が提案されている.m 個の SNP が得られているとし,これらを用いて Ψ を推定することを考える.いま帰無仮説のもとで任意の $j \in \{1,\ldots,m\}$ について

$$E(Y_j) = p_j 1, \quad \text{Cov}(Y_j) = \sigma_j^2 \Psi$$

という 2 つの仮定が成り立つことを仮定する.重要な点は Ψ が j に依存しないことである.以下の 2 つの集団遺伝学モデルにおいて上述の仮定は成立するため,比較的手頃な条件といえる.集団構造のない家系において,ハーディ・ワインベルグ平衡を仮定すれば,先に述べたことから,$\sigma_j^2 = p_j(1-p_j)/2$ かつ $\Psi = \Phi$ となり,仮定が成立することがわかる.さて,Ψ が j に依存しないという仮定から,もし p_j が既知で $\sigma_j^2 = p_j(1-p_j)/2$ であれば,

$$\hat{\Psi}_{ii'} = \frac{1}{m_{ii'}} \sum_j \frac{(Y_{ij} - p_j)(Y_{i'j} - p_j)}{p_j(1-p_j)/2}$$

が $\Psi_{ii'}$ の不偏推定量となる.ここで和は個体 i と i' の両方で非欠測のサイトについてとる.その総数は $m_{ii'}$ である.さらに SNP 間が互いに独立であれば,$m_{ii'} \to \infty$ のときに一致推定量となる.p_j が未知の場合は,サンプル MAF で置き換えればよいが,これは式 (3.4) の遺伝的類似性行列 X に一致する.以上の ROADTRIPS 法はフリーソフトウェアに実装されており利用することが可能である.さらなる詳細は Thornton & McPeek (2010) を参照されたい.

3.5 レアバリアント解析

SNP はアレル頻度 1% または 5% 以上のありふれたバリアントであるが,世界規模の GWAS を通じて,疾患などのヒト形質における SNP の寄与はあまり大きくないことがわかってきた.失われた遺伝率問題である.有害なアレルは自然選択の作用により高頻度になりにくいことからも,単独で強い効果をもつバリアントはそれほど集団中に存在しないであろう.次世代シーケンス技術の登場により,アレル頻度 5% 以下のバリアントの検出が可能となったことから,頻度の低いバリアント(レアバリアント)と疾患との関連性を調べる研究に注目が集まってきている.レアバリアントは,SNP よりもアレル頻度が低いため,一般的な GWAS での単点解析と同様の解析方法では満足のいく検出力が確保できない可能性がある.またレアバリアントは,最近人類集団に導入された突然変異に由来すると考えられるため,その数はコモンなバリアントに比べて多くなり,多重検定補正が厳しくなることも 1 つの懸念材料である.そのため,単点解析でなく,遺伝子あるいはある領域に含まれるバリアントをまとめて解析する方法が開発された.遺伝子の総数は 2〜3 万程度であり,単点解析と比べて多重検定の問題はそれほど深刻にはなりえない.いま,ある領域上に m 個のバリアントがあると仮定する.個体 i の j 番目のバリア

ントの遺伝子型を G_{ij} で表す．ここで G_{ij} は，SNP と同様に，マイナーアレルの個数であり，0,1,2 の値をとる変数である．y_i は次のリンク関数 h をもつ一般化線形モデルに従うとする．

$$h(\mu_i) = \alpha_0 + \alpha^T X_i + \beta^T G_i$$

ここで $G_i = (G_{i1}, \ldots, G_{im})$，$\mu_i = E(y_i|X_i, G_i)$ であり，α_0 は切片，α と β は共変量 X と m 個のバリアントベクトル G のそれぞれに対応する回帰係数ベクトルである．リンク関数 h は通常の一般化線形モデルと同様に，量的形質であれば $h(\mu) = \mu$，2値形質であれば $h(\mu) = \text{logit}(\mu)$ などが用いられる．

m 個のバリアントの総合効果を調べるために，帰無仮説 $\beta_j = 0$（$j = 1, \ldots, m$）の検定を行う．m が小さい場合ならば，尤度比検定や，ワルド検定などの自由度 m のカイ2乗分布に基づく検定が利用できるが，m が大きいと検出力の低下を招くため好ましくない．遺伝学的な背景を考慮することで，検出力を向上させる試みがなされている．大きく分けて，負荷検定，2次検定，複合検定の3種類の手法が存在する．

いまバリアント j のスコア統計量を以下で定義する．

$$S_j = \sum_{i=1}^{n} G_{ij}(y_i - \hat{\mu}_i)$$

ここで $\hat{\mu}_i$ は帰無仮説のもとで推定された y_i の条件付き期待値 μ_i である．つまりモデルは $h(\mu_i) = \alpha_0 + \alpha^T X_i$ となる．

3.5.1　負荷検定

負荷検定は複数のバリアントを単一の変数にまとめて検定を行う手法である．これは，各個体 i につき，当該領域中の全バリアントのマイナーアレルの個数

$$C_i = \sum_{i=1}^{m} w_j G_{ij}$$

と疾患との関連性を見るものである．ここで w_{ij} はバリアント j への既知の重みを表す．より具体的には，$\beta_j = w_j \beta$ とおき，モデル $h(\mu_i) = \alpha_0 + \alpha^T X_i + \beta C_i$ において $H_0 : \beta = 0$ の検定を行うことに相当する．導かれるスコア検定統計量は

$$Q_{\text{burden}} = \left(\sum_{j=1}^{m} w_j S_j\right)^2$$

となる．w_j は固定されたものとして扱うため，S_j の漸近分散で Q_{burden} を割った統計量は帰無仮説のもとで自由度1のカイ2乗分布に従う．加法モデルの代わりに，優性モデルを考えることもできる．つまり，1つ以上のマイナーアレルをもつバリアントの個数を C_i とする．あるいは，当該領域中に1つもマイナーアレルがなければ $C_i = 0$，それ以外は $C_i = 1$ とすることもある．レアバリアントに着目するために，ある MAF カットオフ値以下のバリアントについて $w_j = 1$，それ以上を $w_j = 0$ として無視する方法もある．さらには，より連続的な変化を考慮し，各バリアントの標準偏差の逆数 $w_j = 1/\{MAF_j(1 - MAF_j)\}^{1/2}$ やベータ分布の密度関数 $w_j = beta(MAF_j, a_1, a_2)$ を利用する方法も提案されている．ここで MAF_j は j 番目のバリアントの MAF である．負荷検定は当該領域中の全てのバリアントが同一方向で同程度の効果をもつという仮定を暗においている．したがって，この仮定が崩れる場合には検出力が低下する．重み w_j を初期推定値に依存させる方法や，最適 MAF カットオフの探索を取り込む，データに応じた適応的方法も存在するが，多くはパーミュテーション検定を用いた p 値計算を行うものであり，計算量が増大する．

3.5.2 分散成分検定

複数のバリアントに変量効果モデルを仮定し，変量効果の分散成分検定に帰着させる手法が SKAT（sequence kernel association test（Wu et al., 2011））である．各バリアント効果に互いに独立な $\beta_j \sim N(0, w_j \tau)$ を仮定し，帰無仮説 $H_0 : \tau = 0$ の分散成分検定をスコア検定によって実施する．統計量は

$$Q_{\text{SKAT}} = \sum_{j=1}^{m} w_j^2 S_j^2$$

の形をとる（Goeman *et al.*, 2006）．負荷検定は S_j の重み付き和であったが，SKAT は S_j^2 の重み付き和となっているため，バリアント効果が正負値の混合である場合に検出力の向上が期待できる．Q_{SKAT} は $W = \text{diag}(w_i)$, $K = G^T W^2 G$ とおくことで，

$$(y - \hat{\mu})^T K (y - \hat{\mu})$$

と表現できる．K は当該領域内での個体間の類似性を表す量と解釈できる（Wu *et al.*, 2011）．

Q_{SKAT} の漸近的な帰無分布は混合カイ 2 乗分布となる．これを見るために，まず，帰無仮説のもとで，漸近的に $S = (S_j) \sim N(0, \Sigma)$ が成り立つことを仮定する．Σ は一般化線形モデルにおける漸近分散であり，

$$\Sigma = G^T P_0 G,$$
$$P_0 = V - VX(X^T V X)^{-1} X^T V,$$
$$V = \text{diag}(v_i)$$

によって与えられる．ここで v_i は y_i の X_i が所与のもとでの分散である．そのとき，$U = \Sigma^{-1/2} S \sim N(0, I)$ であり，$\Sigma^{1/2} W^2 \Sigma^{1/2} = (G^T P_0 G)^{1/2} W^2 \times (G^T P_0 G)^{1/2}$ の固有値を $\lambda_1 \geq \cdots \geq \lambda_m \geq 0$, D を対応する固有ベクトルを並べた正方行列，$\Lambda = \text{diag}(\lambda_i)$ とすれば，$\Sigma^{1/2} W^2 \Sigma^{1/2} = D \Lambda D^T$ となり

$$\begin{aligned} Q_{\text{SKAT}} &= (\Sigma^{-1/2} S)^T \Sigma^{1/2} W^2 \Sigma^{1/2} (\Sigma^{-1/2} S) \\ &= (D^T U)^T \Lambda (U^T D)^T \\ &= \sum_{j=1}^{m} \lambda_j (D^T U)_j^2 \end{aligned}$$

と書ける．

固有ベクトルは互いに直交するため，$D^T D = I$ であるから $D^T U \sim$

$N(0, I)$ となる．したがって，$(D^T U)_j$ は互いに独立な自由度 1 のカイ 2 乗分布に従う．すなわち，Q_{SKAT} の帰無分布は混合カイ 2 乗分布

$$\sum_{j}^{m} \lambda_j \chi_{1,j}^2$$

によって近似できる．ここで $\chi_{1,j}^2$ は互いに独立な自由度 1 のカイ 2 乗分布の確率変数である．全ての j について $\lambda_j = 1$ であれば，自由度 m のカイ 2 乗分布となるが，一般には成立しない．混合カイ 2 乗分布の分布関数の計算については様々な方法が研究されており，デービス法やモーメントマッチング法などが用いられる．分散成分検定の検出力の最適性については Goeman et al. (2006) で調べられている．近親者がサンプルに含まれる場合や未確認の血縁性を調整したい場合に，血縁性行列を取り入れた変量効果項を含める SKAT の拡張法も提案されている (Schifano et al., 2012)．

3.5.3 複合検定

当該領域内にたくさんの非要因バリアントが含まれる場合や異なる方向の効果をもつ場合には，分散成分検定は負荷検定よりも強力となる．一方で，領域内に同一方向の効果をもつ要因バリアントが多く含まれていれば，負荷検定の方が分散成分検定よりも強力となる．これは解析対象の形質に依存し，事前にどちらがよいかは不明である．両者の折衷法が提案されている．

1 つの手段としては，フィッシャーの方法を用いて p 値を結合するものである．フィッシャーの統計量は

$$Fisher = -2\log(p_{\text{SKAT}}) - 2\log(p_{\text{burden}})$$

で与えられる．この統計量の有意性はパーミュテーション検定によって評価される．もう 1 つの方法は，SKAT 統計量と負荷統計量の線形結合を用いるものである．つまり，

$$Q_\rho = (1-\rho)Q_{\text{SKAT}} + \rho Q_{\text{burden}}$$

ここで $\rho \in [0,1]$ はパラメータであり，その最適値は探索的に決められる．漸近 p 値は解析的に求められる．ρ は変量効果 β_j 間の相関を表す尺度と解釈できる．以上の手法は SKAT-O と呼ばれ，R パッケージ SKAT に実装されており容易に利用ができる．SKAT の開発者らによるレアバリアント解析法に関するレビューは Lee *et al.* (2014) にて行われている．

参考文献

[1] Albrechtsen, A., Korneliussen, T. S., Moltke, I., van Overseem Hansen, T., Nielsen, F. C. & Nielsen, R. (2009). Relatedness mapping and tracts of relatedness for genome-wide data in the presence of linkage disequilibrium, *Genetic Epidemiology*, **33**, 266-274.

[2] Aulchenko, Y. S., Ripke, S., Isaacs, A. & van Duijin, C. M. (2007). GenABEL: an R library for genome-wide association analysis, *Bioinformatics*, **23**, 1294-1296.

[3] Barrett, J. C., Fry B., Maller, J. & Daly, M. J. (2005). Haploview: analysis and visualization of LD and haplotype maps, *Bioinformatics*, **21**, 263-265.

[4] Benjamini, Y. & Hochberg, Y. (1995). Controlling the false discovery rate: a practical and powerful approach to multiple testing, *Journal of the Royal Statistical Society, Series B*, **57**, 289-300.

[5] Carothers, A. D., Rudan, I., Kolcic, I., Polasek, O., Hayward, C., Wright, A. F., Campbell, H., Teague, P., Hastie, N. D. & Weber, J. L. (2006). Estimating human inbreeding coefficients: comparison of genealogical and marker heterozygosity approaches, *Annals of Human Genetics*, **70**, 666-676.

[6] Clark, A. G. (1990). Inference of haplotypes from PCR-amplified samples of diploid populations, *Molecular Biology & Evolution*, **7**, 111-122.

[7] Clayton, D. (2002). SNPHAP. http://www-gene.cimr.cam.ac.uk/staff/clayton/software/snphap.txt

[8] Crow, J. & Kimura, M. (1970). *An Introduction to Population Genetics Theory*, Harper and Row.

[9] Devlin, B. & Risch, N. (1995). A comparison of linkage disequilibrium measure for fine-scale mapping, *Genomics*, **29**, 311-322.

[10] Devlin, B. & Roeder, K. (1999). Genomic control for association studies, *Biometrics*, **55**, 997-1004.

[11] Excoffier, L. & Slatkin, M. (1995). Maximum-likelihood estimation of molecular haplotype frequencies in a diploid population, *Molecular Biology & Evolution*, **12**, 921-927.

[12] Gabriel, S. B., Schaffner, S. F., Nguyen, H., Moore, J. M., Roy, J., Blumenstiel, B., Higgins, J., DeFelice, M., Lochner, A., Faggart, M., Liu-Cordero, S.

N., Rotimi, C., Adeyemo, A., Cooper, R., Ward, R., Lander, E.S., Daly, M. J. & Altshuler, D. (2002). The structure of haplotype blocks in the human genome, *Science*, **296**, 2225-2229.

[13] Goeman, J. J., van de Geer, S. A. & Houwelingen, H. C. (2006). Testing against a high dimensional alternative, *Journal of the Royal Statistical Society, Series B*, **68**, 477-493.

[14] Gonzalez, J. R., Armengol L., Sole X., Guino E., Mercader J. M., Estivill X. & Moreno V. (2007). SNPassoc: an R package to perform whole genome association studies, *Bioinformatics*, **23**, 644-645.

[15] Hedrick, P. W. (1987). Gametic disequilibrium measures: proceed with caution, *Genetics*, **117**, 331-341.

[16] Hill, W. G. (1974). Estimation of linkage disequilibrium in randomly mating populations, *Heredity*, **33**, 229-239.

[17] Howey, R. & Cordell, H. J. (2014). Imputation without doing imputation: a new method for the detection of non-genotyped causal variants, *Genetic Epidemiology*, **38**, 173-190.

[18] 降籏志おり，竹村亮，冨田誠，梁祐誠，安野勝史，中重亮，新倉太郎，安田徳一，今西規，磯村実，牛嶋大，柳澤政生，四辻哲章，篠原秀一，野村恭子，板倉光夫，鎌谷直之 (2004). ハプロタイプ推定アルゴリズムの相互比較，JBiC 2004 シンポジウム-プロジェクト成果報告会-, p.69.

[19] 井村裕夫 監修 (2009). 『実践ゲノムの最前線』，六然社.

[20] 石川欽也，田中敏博，荒木昭博，吉田雅幸，田中雄二郎，稲澤譲治 (2015). 健康維持に関連するゲノム情報の提供 東京医科歯科大学の取り組みから，日本人類遺伝学会第 60 回大会抄録集, p.199.

[21] Ito, T., Inoue, E. & Kamatani, N. (2004). Association test algorithm between indevidual phenotype and a haplotype using simultaneous estimation of haplotype frequencies, diplotype configurations and diplotype based penetrances, *Genetics*, **168**, 2339-2348.

[22] Jacquard, A. (1974). *The Genetic Structure of Populations*, Springer-Verlag.

[23] Jonathan, M., Bryan, H., Simon M., Gil, M. & Donnelly, P. (2007). A New Multipoint Method for Genome-wide Association Studies by Imputation of Genotypes, *Nature Genetics*, **39**, 906-913.

[24] Kajitani, K., Mase, Y., Ito, Y., Sato, R., Kamatani, N. & Yanagisawa, M. (2003). ldlight: A fast haplotype inference algorithm for large-scale unphased diploid genotype data based on EM algorithm and graph theoretical data structure, *American Society of Human Genetics 53rd annual meeting*, Nov. 4th-8th, Los Angels, California, USA.

[25] 鎌谷直之 (2007). 遺伝統計学入門. 岩波書店.

[26] Kamatani, N., Sekine, A., Kitamoto, T., Iida, A., Saito, S., Kogame, A., Inoue, E., Kawamoto, M., Harigai, M. & Nakamura, Y. (2004). Large-scale single-nucleotide polymorphism (SNP) and haplotype analyses, using dense SNP maps, of 199 drug-related genes in 752 subjects: the analysis of the association between uncommon SNPs within haplotype blocks and the haplotypes constructed with haplotype-tagging SNPs, *American Journal of Human Genetics*, **75**, 190-203.

[27] 神出計, 花田裕典, 宮田敏行, 嘉田晃子, 森本茂人, 中橋毅, 滝内仲, 石光俊彦, 主橋卓也, 相馬正義, 荻原俊男, 勝谷友宏, 檜垣實男, 大蔵隆文, 松浦秀夫, 品川達夫, 笹栗俊之, 三輪宜一, 三木哲郎, 伊賀瀬道也, 武田和夫, 島本和明, 東浦勝浩, 上野道雄, 片側律子, 細見直永, 加藤丈司, 富田奈留也, 駒井則夫, 小嶋俊一, 江口真透, 藤田利治, 佐瀬一洋, 友池仁暢, 河野雄平 (2008). 降圧薬感受性遺伝子同定のための多施設前向き臨床試験（GEANE 研究），第 31 回日本高血圧学会総会抄録集，CP-1-1, p.273.

[28] 上辻茂男 (2009). 全ゲノム関連研究とその現状, 『実践ゲノムの最前線』,（井村裕夫監修），191-203, 六然社.

[29] Kamitsuji. S. & Kamatani, N. (2006). Estimation of haplotype associated with several quantitative phenotypes based on maximization of are under a receiver operating characteristic (ROC) curve, *Journal of Human Genetics*, **51**, 314-325.

[30] 上辻茂男, 梁 祐誠, 斎藤 聡 (2011). 日本計算機統計学会 第 3 回計算機統計セミナー.

[31] Kang, H. M., Sul, J. H., Service, S. K., Zaitlen, N. A., Kong, S. Y., Freimer, N. B., Sabatti, C. & Eskin, E. (2010). Variance component model to account for sample structure in genome-wide association studies, *Nature Genetics*, **42**, 348-354.

[32] Kitamura, Y., Moriguchi, M., Kaneko, H., Morisaki, H., Morisaki, T., Toyama, K. & Kamatani, N. (2002). Determination of probability distribution of diplotype configuration (diplotype distribution) for each subject from genotypic data using the EM algorithm, *Annals of Human Genetics*, **66**, 183-193.

[33] 厚生省 (1989). 薬審一第 8 号. 厚生省薬務局審査第一課.

[34] Lee, S., Abecasis, G. R., Boehnke, M. & Lin, X. (2014). Rare-variant association analysis: study designs and statistical tests, *American Journal of Human Genetics*, **95**, 5-23.

[35] Leutenegger, A., Prum, B., Genin, E., Verny, C., Clerget-Darpoux, F. & Thompson, E. A. (2003). Estimation of the inbreeding coefficient through use of genomic data, *American Journal of Human Genetics*, **73**, 516-523.

[36] Li, Y., Willer, C. J., Ding, J., Scheet, P. & Abecasis, G. R. (2010). MaCH: using sequence and genotype data to estimate haplotypes and unobserved genotypes, *Genetic Epidemiology*, **34**, 816-834.

[37] Lippert, C., Listgarten, J., Liu, Y., Kadie, C. M., Davidson, R. I. & Heckerman, D. (2011). Fast linear mixed models for genome-wide association studies, *Nature Methods*, **8**, 833-835.

[38] Marchini, J. & Howie, B. (2010). Genotype imputation for genome-wide association studies, *Nature Reviews Genetics*, **11**, 499-511.

[39] 松浦正明 (2011). バイオインフォマティクスと統計学-個別化医療のためのオミックスデータ解析-, 計量生物学, **32**, Special Issue, S51-S64.

[40] Nakamura, T., Shoji, A., Fujisawa, H., & Kamatani, N. (2005). Cluster analysis & association study for structured multilocus genotype data, *Journal of Human Genetics*, **50**, 53-61.

[41] Nishiyama, T., Taniai, H., Miyachi, T., Ozaki, K., Tomita, M. & Sumi, S. (2009). Genetic correlation between autistic traits and IQ in a population-based sample of twins with autism spectrum disorders (ASDs), *Journal of Human Genetics*, **54**, 56-61.

[42] Novembre, J., Johnson, T., Bryc, K., Kutalik, Z., Boyko, A. R., Auton, A., Indap, A., King, K. S., Bergmann, S., Nelson, M. R., Stephens, M. & Bustamante, C. D. (2008). Genes mirror geography within Europe, *Nature*, **456**, 98-101.

[43] Patterson, N., Price, A. L. & Reich, D. (2006). Population structure and eigenanalysis, *PLoS Genetics*, **2**, e190.

[44] Posada, D. & Wiuf, C. (2003). Simulating haplotype blocks in the human genome, *Bioinformatics*, **19**, 289-290.

[45] Price, A. L., Patterson N. J., Plenge, R. M., Weinblatt, M. E., Shadick, N. A. & Reich, D. (2006). Principal components analysis corrects for stratification in genome-wide association studies, *Nature Genetics*, **38**, 904-909.

[46] Purcell, S., Neale, B., Todd-Brown, K., Thomas, L., Ferreira, M. A., Bender. D., Maller, J., Sklar, P., de Bakker, P. I., Daly, M. J. & Sham, P. C. (2007). PLINK: A tool set for whole-genome association and population-based linkage analyses, *American Journal of Human Genetics*, **81**, 559-575.

[47] Qin, Z. S., Niu, T. & Liu, J. S. (2002). Partition-ligation expectation-maximization algorithm for haplotype inference with single-nucleotide polymorphisms, *American Journal of Human Genetics*, **71**, 1242-1247.

[48] 理化学研究所 (2008). 1人あたり約14万個所のDNA塩基多型を用いて日本人の集団構造を解明-病気と遺伝子の関連を調べるケース・コントロール解析のよりよい研究デザインが可能に-.

http://www.riken.go.jp/r-world/info/release/press/2008/080926/

[49] Risch, N. & Merikangas, K. (1996). The future of genetic studies of complex human diseases, *Science*, **273**, 1516-1517.

[50] Robinson, G. K. (1991). That BLUP is a good thing: the estimation of random effects, *Statistical Science*, **6**, 15-32.

[51] Schifano, E. D., Epstein, M. P., Bielak, L. F., Jhun, M. A., Kardia, S. L. R., Peyser, P. A. & Lin, X. (2012). SNP set association analysis for familial data, *Genetic Epidemiology*, **36**, 797-810.

[52] Shibata, K., Ito, T., Kitamura, Y., Iwaaki, N., Tanaka, H. & Kamatani, N. (2004). Simultaneous estimation of haplotype frequencies and quantitative trait parameters: applications to the test of association between phenotype and diplotype configuration, *Genetics*, **168**, 525-539.

[53] Speed, D. & Balding, D. J. (2015). Relatedness in the post-genomic era: is it still useful? *Nature Reviews Genetics*, **16**, 33-44.

[54] Stephens, M., Smith, N. J. & Donnelly, P. (2001). A new statistical method for haplotype reconstruction from population data, *American Journal of Human Genetics*, **68**, 978-989.

[55] 田宮元, 植木優夫, 小森理 (2015). 『ゲノム医学のための遺伝統計学』(クロスセクショナル統計シリーズ 3), 共立出版.

[56] The International HapMap Consortium. (2003). The International HapMap Project, *Nature*, **426**, 789-796.

[57] The International HapMap Consortium (2005). A haplotype map of the human genome, *Nature*, **437**, 1299-1320.

[58] The International HapMap Consortium (2007). A second generation human haplotype map of 3.1 milion SNPs, *Nature*, **449**, 851-861.

[59] The International HapMap Consortium (2010). Integrating common and rare genetic variation in diverse human population, *Nature*, **467**, 52-58.

[60] Thornton, T. & McPeek, M. S. (2010). ROADTRIPS: case-control association testing with partially or completely unknown population and pedigree structure, *American Journal of Human Genetics*, **86**, 172-184.

[61] 東京医科歯科大学 医学部附属病院 長寿・健康人生推進センター http://www.tmd.ac.jp/medhospital/chouju/

[62] 東京医科歯科大学, P5株式会社 (2015). 健康管理ゲノム情報の提供事業, http://www.tmd.ac.jp/archive-tmdu/kouhou/20151005.pdf

[63] Tomita, M., Hashimoto, N. & Tanaka Y. (2011). Association study for the relationship between a haplotype or haplotype set and multiple quantitative responses, *Computational Statistics & Data Analysis*, **55**, 2104-2113.

[64] Tomita, M., Hatsumichi, M. & Kurihara, K. (2008). Identify LD blocks based

on hierarchical spatial data, *Computational Statistics & Data Analysis*, **52**, 1806-1820.

[65] 冨田 誠, 藤田 利治, 神出 計, 花田 裕典, 宮田 敏行, 河野 雄平 (2010). 大規模なゲノムデータにおける関連解析の手法とソフトウェア, 計算機統計学, **22**, 131-142.

[66] Tomita, M., Nishiyama, T., Taniai, H., Moon, SH., Taishi, M. & Sumi, S. (2009a). Genetic investigation of some behaviors and impairments with autism spectrum disorders using structual equation modeling, *Journal of the Korean Data Analysis Society*, **11**, 1127-1134.

[67] Tomita, M., Taniai, H., Moon, SH., Taishi, M., Nishiyama, T. & Sumi, S. (2009b). Heritability of cerebral palsy using structual equation modeling, *Journal of the Korean Data Analysis Society*, **11**, 1711-1717.

[68] Wang, N., Akey J. M., Zhang, K., Chakraborty, R. & Jin, L. (2002). Distribution of recombination crossovers and the origin of haplotype blocks: the interplay of population history, recombination, and mutation, *American Journal of Human Genetics*, **71**, 1227-1234.

[69] Weir, B. S. (1996). *Genetic Data Analysis II*, 119-120, Sinauer Associates.

[70] Weir, B. S., Anderson, A. B. & Hepler, A. M. (2006). Genetic relatedness analysis: modern data and new challenges, *Nature Reviews Genetics*, **7**, 771-780.

[71] Weir, B. S., Hill, W. G. & Cardon, L. R. (2004). Allelic association patterns for a dense snp map, *Genetic Epidemiology*, **27**, 442-450.

[72] Wellek, S. & Ziegler, A. (2009). A genotype-based approach to assessing the association between single nucleotide polymorphisms, *Human Heredity*, **67**, 128-139.

[73] Wright, S. (1922). Coefficients of inbreeding and relationship, *American Naturalist*, **56**, 330-338.

[74] Wu, M. C., Lee, S., Cai, T., Li, Y., Boehnke, M. C. & Lin, X. (2011). Rare-variant association testing for sequencing data with the sequence kernel association test, *Ameican Journal of Human Genetics*, **89**, 82-93.

[75] Xie, X. & Ott, J. (1993). Testing linkage disequilibrium between a disease gene and marker loci, *American Journal of Human Genetics*, **53**, 1107.

[76] Yamaguchi-Kabata, Y., Nakazono, K., Takahashi, A., Saito, S., Hosono, N., Kubo, M., Nakamura, Y. & Kamatani, N. (2008). Japanese population structure, based on SNP genotypes from 7003 individuals compared to other ethnic groups: effects on population-based association studies, *American Journal of Human Genetics*, **83**, 445-456.

[77] Yang, J., Benyamin, B., McEvoy, B. P. Gordon, S., Henders, A. K., Nyholt,

D. R., Madden, P. A., Heath, A. C., Martin, N. G., Montgomery, G. W., Goddard, M. E. & Visscher, P. M. (2010). Common SNPs explain a large proportion of the heritability for human height, *Nature Genetics*, **42**, 565-569.

[78] 安田徳一 (2007). 『初歩からの集団遺伝学』, 裳華房.

[79] Zapata, C., Carollo, C., & Rodriguez, S. (2001). Sampling variance and distribution of the D' measure of overall gemetic disequilibrium between multiallelic loci, *Annals of Human Genetics*, **65**, 395-406.

[80] Zapata, C., Alvarez, G., & Carollo, C. (1997). Approximate Variance of the standarlized measure of gametic disequilibrium D', *American Journal of Human Genetics*, **61**, 771-774.

索　引

【欧字・数字】

AI 検定, 83
CDCV 仮説, 17
EM アルゴリズム, 25-27, 47
FDR, 9, 10, 12, 15, 17, 53
GWAS, 2, 3, 7, 15, 19, 21, 22, 42, 56
Haploview, 4, 9, 13, 42, 55
heterozygosity, 26, 50
LD ブロック, 7, 9, 13
LD マップ, 13
MAF, 3, 12, 17, 59
PLINK, 60
ROADTRIPS, 91
SKAT, 95
SKAT-O, 98
SNP, 1-3, 5, 19, 21, 23, 24, 41
SNPs, 9, 12

【ア行】

アレル, 3, 7, 18, 21, 23, 24, 36
アレル相対頻度, 3, 6, 29, 30, 36
アロ接合, 59
一塩基多型, 1, 23
一卵性双生児, 18, 71
遺伝子型, 3, 23
遺伝率, 18, 88
インピュテーション, 80
ウェレク・ジーグラー相関係数, 84
オート接合, 59

【カ行】

近交係数, 59
検出力, 3, 17, 18
ゲノムワイド関連解析, 2, 3, 7, 15, 19, 21, 22, 42, 56
減数分裂, 61
交差, 64
構造化問題, 4
混合効果モデル, 79

【サ行】

最尤推定, 23, 55, 75
最尤推定値, 38-40, 49
最尤推定量, 48, 76
最良線形不偏予測子, 89
サンプル QC, 58
サンプルサイズ, 17
次世代シーケンス技術, 93
疾患候補座位, 19
主成分分析, 78
親縁係数, 66
相加的遺伝分散, 88

【タ行】

多因子遺伝性疾患, 20
多重性, 3, 9, 12
多重比較, 12, 15, 53
多変量正規分布, 46, 47, 50

同型的, 59
同祖的, 59

【ナ行】

ノンパラメトリック連鎖解析, 17

【ハ行】

ハーディ・ワインベルグ平衡, 3, 36, 69, 78, 85-87, 91, 92
ハプロタイプ, 2, 14, 23-27, 29, 37
ハプロタイプ・ブロック, 7, 41
負荷検定, 94

ヘテロ接合度, 58
ヘミ接合, 61

【ヤ行】

優性分散, 72

【ラ行】

罹患同胞対解析, 18
レアバリアント, 93
連鎖, 37
連鎖不平衡, 27
連鎖不平衡係数, 27, 29, 30, 34, 35

〈著者紹介〉

冨田　誠（とみた　まこと）
2001 年　岡山大学自然科学研究科博士後期課程修了
現　　在　横浜市立大学データサイエンス学部 教授
　　　　　博士（理学）
専　　門　応用統計学，遺伝統計学
著　　書　『一般化線形モデル入門 原著第 2 版』（共訳，共立出版）ほか

植木優夫（うえき　まさお）
2008 年　岡山大学大学院環境学研究科博士後期課程修了
現　　在　理化学研究所革新知能統合研究センター 研究員
　　　　　博士（環境学）
専　　門　遺伝統計学，遺伝疫学
著　　書　『ゲノム医学のための遺伝統計学』（共著，共立出版）

統計学 One Point 1

ゲノムデータ解析
Genome Data Analysis

2016 年 9 月 15 日　初版 1 刷発行
2019 年 9 月 10 日　初版 2 刷発行

著　者　冨田　誠　ⓒ 2016
　　　　植木優夫

発行者　南條光章

発行所　共立出版株式会社
　　　　〒112-0006
　　　　東京都文京区小日向 4-6-19
　　　　電話番号　03-3947-2511（代表）
　　　　振替口座　00110-2-57035
　　　　www.kyoritsu-pub.co.jp

印　刷　大日本法令印刷
製　本　協栄製本

一般社団法人
自然科学書協会
会員

検印廃止
NDC 417, 467.3
ISBN 978-4-320-11252-0

Printed in Japan

[JCOPY] <出版者著作権管理機構委託出版物>
本書の無断複製は著作権法上での例外を除き禁じられています．複製される場合は，そのつど事前に，出版者著作権管理機構（TEL：03-5244-5088，FAX：03-5244-5089，e-mail：info@jcopy.or.jp）の許諾を得てください．